Медсестринство в кардіохірургії

кардіохірургії

повний посібник

Ірина Саченко

Зміст

Розділ 1: Вступ до кардіохірургії   13

    Історія та розвиток кардіохірургії   14

    Виклики та складність кардіохірургії   15

    Важливість медсестринства в цій спеціальності   16

Розділ 2: Анатомія та фізіологія серця   19

    Розуміння серця: будова та функції   20

    Поширені серцеві патології   21

    Кардіологічні діагностичні методи та обладнання   23

Розділ 3: Перед операцією - Передопераційна роль медичної сестри   27

    Передопераційне обстеження пацієнта   28

    Навчання пацієнтів: психологічна та фізична підготовка   30

    Координація з хірургічною командою   31

Розділ 4: В операційній - робота пліч-о-пліч з хірургом — 33

- Стерильна підготовка та встановлення інструментів — 34
- Безперервний моніторинг пацієнта — 35
- Хірургічна допомога: ключові моменти — 37

Розділ 5: Після операції - післяопераційний догляд — 39

- Негайний післяопераційний моніторинг: життєво важливі показники та потенційні ускладнення — 40
- Лікування болю та комфорт пацієнта — 42
- Навчання пацієнтів для одужання в домашніх умовах — 44

Розділ 6: Психологічні та емоційні виклики — 47

- Розуміння стресу та тривоги пацієнта — 48
- Надання емоційної підтримки — 50
- Турбота про власне психічне здоров'я — 51

Розділ 7: Командна робота в кардіохірургії — 53

- Ефективна комунікація з хірургами, анестезіологами та іншими членами команди — 54

Роль медичної сестри в мультидисциплінарних зустрічах — 55

Управління надзвичайними ситуаціями в команді — 57

Розділ 8: Специфічні техніки та процедури в кардіохірургії — 59

Операції на відкритому серці та малоінвазивна хірургія — 60

Катетеризація серця та черезшкірні процедури — 62

Трансплантація серця: процес та післяопераційний догляд — 64

Розділ 9: Лікування специфічних ускладнень — 67

Післяопераційні аритмії — 68

Післяопераційна серцева недостатність — 70

Ускладнення, пов'язані з медичними пристроями (кардіостимулятори, шунти, клапани) — 73

Розділ 10: Інструменти та технології в кардіохірургії — 75

Кардіомонітори та пристрої моніторингу — 76

Використання ультразвуку та доплерографії в операційній — 78

Останні інновації та їх вплив на медсестринську практику — 80

Розділ 11: Безпека пацієнта та профілактика інфекцій   83

- Інфекції, пов'язані з наданням медичної допомоги, та їх профілактика   84

- Протоколи асептики та стерилізації в кардіохірургії   86

- Управління ситуаціями, пов'язаними із забрудненням або медичними помилками   88

Розділ 12: Фармакологія в кардіохірургії   91

- Кардіотропні препарати та їх застосування   92

- Взаємодія та моніторинг побічних ефектів   94

- Антикоагулянти та антитромботики: управління та моніторинг   96

Розділ 13: Лікування болю в кардіохірургії   99

- Оцінка болю та шкали   100

- Фармакологічні та нефармакологічні методи   101

- Хронічний післяопераційний біль: розпізнавання та лікування   103

Розділ 14: Міжнародна та кардіохірургія   107

- Взяти участь у гуманітарних місіях або місіях за кордоном — 108
- Міжнародні відмінності в практиці та етиці — 110
- Міжнародні обміни та співпраця для покращення вашої практики — 112

Розділ 15: Харчування та гігієна харчування у кардіологічних пацієнтів — 115

- Важливість харчування у відновленні та профілактиці — 116
- Спеціальні дієтичні поради для кардіологічних пацієнтів — 118
- Співпраця з дієтологами для розробки відповідних планів харчування — 120

Розділ 16: Кардіологічна реабілітація — 123

- Принципи та цілі кардіологічної реабілітації — 124
- Роль медичної сестри у моніторингу та підтримці — 125
- Вправи, повернення до активності та довгострокове спостереження — 127

Розділ 17: Паліативна допомога в кардіології — 131

- Вступ до паліативної допомоги в кардіології — 132
- Зняття симптомів та емоційна підтримка — 133

- Командна робота з фахівцями з паліативної допомоги 135

Розділ 18: Виклики, що стоять перед системою охорони здоров'я та кардіохірургією 139

- Розуміння системи охорони здоров'я та фінансових викликів 140
- Вплив політики охорони здоров'я на кардіохірургію 142
- Робота з адміністраторами та особами, які приймають рішення 143

Розділ 19: Безперервна освіта та професійний розвиток 147

- Важливість постійного навчання 148
- Відповідні конференції, семінари та воркшопи 149
- Наставництво та навчання нових медсестер 151

Розділ 20: Баланс між роботою та особистим життям 155

- Розпізнавання ознак вигорання 156
- Стратегії підтримки здорового балансу 157
- Важливість соціальної та професійної підтримки 159

Розділ 21: Майбутні перспективи та розвиток професії 161

- Сучасні та майбутні виклики в кардіохірургії ... 162
- Можливості кар'єрного росту для медсестер (медсестра-практикантка, клінічний спеціаліст тощо) ... 163
- Роль медичної сестри у профілактиці та навчанні серцево-судинних захворювань ... 166

Розділ 22: Висновки ... 169

- Шляхетність професії медсестри в кардіохірургії ... 170
- Продовжуємо розвиватися, щоб краще обслуговувати пацієнтів ... 171
- Заохочення та поради для майбутніх медсестер у польових умовах ... 173
- Словник медичних термінів ... 177

« *В руках кардіохірурга серце - не просто орган, а символ другого шансу з кожним ударом.* »

Розділ 1

ВСТУП
КАРДІОХІРУРГІЯ

Історія та розвиток кардіохірургія

Історія кардіохірургії є водночас захоплюючою і свідченням неймовірної здатності людства розсувати межі науки та медицини заради порятунку життя. Заглиблюючись у минуле, ми дізнаємося, що перші втручання на серці вважалися непрохідним кордоном, ділянкою людського тіла, яку називали "забороненою зоною". Складність і чутливість серця довго стояли на заваді прямого хірургічного втручання.

На початку 20-го століття відважні першопрохідці наважувалися наблизитися до цього загадкового органу, виконуючи нескладні операції, часто в умовах останнього шансу. Однак справжній прорив стався з розробкою апарату штучного кровообігу в 1950-х роках. Цей революційний пристрій дозволив тимчасово перенаправляти потік крові, що дало хірургам можливість оперувати на нерухомому серці.

Ця інновація відкрила двері сучасній кардіохірургії, що призвело до низки стрімких досягнень. Аорто-коронарне шунтування, операції на клапанах і навіть трансплантація серця стали можливими. Були врятовані життя, які колись були б втрачені через вади серця або прогресуючу хворобу серця.
Протягом десятиліть кардіохірургія продовжує розвиватися, впроваджуючи нові технології та методики. Наприклад, малоінвазивна хірургія дозволила проводити великі операції через невеликі розрізи, що значно скоротило час відновлення і зменшило кількість ускладнень. Удосконалені методи візуалізації, інноваційні матеріали для протезів та імплантатів, а також покращені протоколи до- та післяопераційного догляду також відіграли ключову роль.

Сьогодні кардіохірургія, яку колись вважали дивом, стала стандартною процедурою в багатьох лікарнях по всьому світу. Кардіохірурги, озброєні глибокими знаннями та передовими технологіями, продовжують розширювати горизонти можливого, завжди пам'ятаючи про сміливих першопрохідців, які прийшли до них. І хоча виклики залишаються, майбутнє кардіохірургії виглядає яскравим, пропонуючи надію на нові інновації та ще більш вражаючі методи лікування.

Виклики та складність кардіохірургія

Кардіохірургія, наріжний камінь сучасної медицини, пов'язана зі значними викликами і складнощами, притаманними органу, який вона лікує: серцю. Цей життєво важливий орган, рушійна сила життя, є постійним викликом для хірургів через свою важливість і делікатну механіку.

Однією з перших проблем, безсумнівно, є ризик, пов'язаний з будь-якою операцією на такому життєво важливому органі. Проста помилка, невелике зміщення або незначне ускладнення можуть мати фатальні наслідки. Така реальність покладає на плечі хірурга величезну відповідальність, коли кожне рішення має значення, а право на помилку - мінімальне.

Технічна складність процедур - ще один важливий аспект. Хірурги повинні мати глибокі знання анатомії серця, розуміти тонкощі будови різних тканин, вен, артерій і клапанів, а також володіти найсучаснішим обладнанням. Поява нових технологій, таких як роботизована хірургія та передові методи візуалізації, хоча і приносить значні переваги, але також вимагає спеціальної підготовки та навичок.

Швидкий розвиток медичних знань і технологій також означає, що хірурги повинні постійно йти в ногу з часом. Вчорашні протоколи можуть застаріти завтра, на зміну їм прийдуть нові, більш ефективні та безпечні підходи.

Більше того, кардіохірургія не зупиняється на самій операції. Не менш важливими є передопераційний догляд, який має вирішальне значення для підготовки пацієнта і мінімізації ризиків, і післяопераційний етап, який необхідний для забезпечення оптимального відновлення і запобігання ускладнень. Тому співпраця з іншими медичними працівниками - кардіологами, анестезіологами, спеціалізованими медсестрами, фізіотерапевтами - є надзвичайно важливою.

Нарешті, існує етичне та людське питання. Окрім своїх технічних навичок, кардіохірурги часто стикаються зі складними рішеннями: коли оперувати, коли обрати менш інвазивну альтернативу, коли, на жаль, визнати, що операція більше не може допомогти. У такі моменти вміння спілкуватися зі співчуттям, зважувати всі "за" і "проти", поважати бажання і гідність пацієнта має фундаментальне значення.

Кардіохірургія, хоча і є сферою медичної досконалості, залишається тонким мистецтвом, де наука, техніка, етика і людяність повинні постійно переплітатися, щоб запропонувати пацієнтам найкраще.

Важливість медсестри за цією спеціальністю

Кардіохірургія, з її складнощами та викликами, вимагає відданої та кваліфікованої медичної команди, в якій кожен член відіграє вирішальну роль. У цьому контексті медсестра, яку часто сприймають як непомітну, але необхідну тінь хірурга, набуває особливого значення.

Від самого початку кардіохірургічна медсестра є однією з перших контактних осіб для пацієнта. Вона збирає необхідну медичну інформацію, оцінює стан пацієнта і допомагає скласти план лікування. Це перше враження, здатність заспокоїти і встановити довірливі стосунки може мати значний вплив на загальний досвід пацієнта.

Медсестра також відіграє ключову роль під час самої операції, хоча це часто відбувається за межами операційної. Вона готує пацієнта, забезпечує готовність усіх необхідних медичних приладів і стежить за дотриманням протоколів безпеки.

Після операції часто саме медсестри піклуються про пацієнта в перші критичні моменти в післяопераційній палаті. Вони стежать за життєво важливими показниками, вгамовують біль, виявляють будь-які ускладнення і готові втрутитися в екстреній ситуації. У наступні дні медсестра продовжує стежити за прогресом пацієнта, вводячи ліки, змінюючи перев'язки, супроводжуючи пацієнта на фізіотерапії та забезпечуючи плавний перехід до одужання вдома.

На додаток до цих клінічних обов'язків, кардіохірургічна медсестра відіграє важливу роль у навчанні пацієнтів та їхніх родин. Вона інформує їх про характер операції, післяопераційний догляд, ознаки ускладнень та етапи одужання. Таке інформування є життєво важливим для того, щоб пацієнт розумів, брав активну участь у своєму одужанні і дотримувався поведінки, яка сприятиме довготривалому здоров'ю серця.

Але окрім технічних та освітніх навичок, мабуть, саме в людському аспекті медсестри сяють найяскравіше. Для багатьох кардіохірургічна операція - це страшний, емоційно насичений досвід. Медсестра пропонує комфорт, вислуховує і надає психологічну підтримку, часто стає заспокійливою рукою, яку можна потиснути, або плечем, на яке можна спертися.

Отже, в точному, злагодженому балеті кардіохірургії медична сестра - це набагато більше, ніж просто допоміжний персонал: вона є наріжним каменем, що забезпечує благополуччя пацієнта на кожному етапі, гарантуючи, що, окрім науки і техніки, людський фактор завжди залишається в центрі терапевтичного підходу.

Розділ 2

АНАТОМІЯ ТА ФІЗІОЛОГІЯ СЕРЦЯ

Розуміння серця : структура та функції

В основі нашої системи кровообігу лежить винятковий орган - серце, чия точна і постійна механіка забезпечує розподіл крові по всьому тілу. Щоб зрозуміти складність кардіохірургії, важливо почати з детального вивчення цього захоплюючого органу.
Основна структура :

Серце - це порожнистий м'яз, розділений на чотири камери: два передсердя (ліве і праве) і два шлуночки (лівий і правий). Ці камери розділені перегородками: міжпередсердною перегородкою між передсердями і шлуночковою перегородкою між шлуночками.

Потік крові через ці камери регулюється чотирма серцевими клапанами:
- Мітральний клапан: між лівим передсердям і лівим шлуночком.
- Тристулковий клапан: між правим передсердям і правим шлуночком.
- Легеневий клапан: на виході з правого шлуночка в напрямку легеневої артерії.
- Аортальний клапан: на виході з лівого шлуночка в напрямку аорти.

Функції серця :
- **Перекачування**: серце працює як насос, циркулюючи кров по всьому тілу. Лівий шлуночок перекачує насичену киснем кров по всьому тілу через аорту, в той час як правий шлуночок посилає знекислену кров до легень через легеневу артерію.
- **Оксигенація**: праве передсердя отримує деоксигеновану кров з вен і направляє її до правого шлуночка. Звідти вона направляється в легені для насичення киснем. Після насичення киснем кров повертається до серця, потрапляючи

в ліве передсердя, а потім перекачується в лівий шлуночок і далі до решти тіла.

Ритмічність: Серце має внутрішню електричну систему, яка забезпечує регулярне скорочення. Синоатріальний вузол (SAN), розташований у правому передсерді, є природним кардіостимулятором серця. Він генерує електричні імпульси, які проходять через передсердя, потім до атріовентрикулярного вузла (АВВ) і, нарешті, до шлуночків, запускаючи скорочення м'язів.

Серце і система кровообігу :
Серце тісно співпрацює з кровоносними судинами, утворюючи систему кровообігу. Ця система поділяється на два основних контури:

Легеневе коло: де кров надходить до легень для насичення їх киснем.

Системний кровообіг: кров, насичена киснем, транспортується до всіх інших органів і тканин організму.

Серце - це диво біологічної інженерії, міцний і водночас делікатний механізм, який з кожним ударом підтримує життя всередині нас. Його складна будова та життєво важливі функції вимагають глибокого розуміння для тих, хто прагне втрутитися хірургічним шляхом. Та навіть для простих смертних розуміння цього дивовижного органу може призвести до вибору здорового способу життя та покращення здоров'я серця.

Поширені серцеві патології

Захворювань серця багато і вони вражають мільйони людей у всьому світі. Вони можуть впливати на саму структуру серця, його насосну здатність або електричну систему, яка контролює його ритм. Ось список найпоширеніших серцевих захворювань:

- Ішемічна хвороба серця (або атеросклероз):
  - Це найпоширеніша причина серцевих захворювань. Це відбувається через накопичення атероматозних бляшок (ліпідних відкладень) на стінках коронарних артерій, що зменшує постачання кисню до серцевого м'яза.
  - Може призвести до стенокардії або інфаркту міокарда (серцевого нападу).
- Серцева недостатність:
  - Виникає, коли серце не перекачує кров так ефективно, як повинно.
  - Може бути наслідком інших серцевих захворювань, таких як інфаркт міокарда або високий кров'яний тиск.
- Кардіоміопатії:
  - Це захворювання самого серцевого м'яза.
  - Це може бути пов'язано з генетичними причинами, інфекціями, токсинами або метаболічними захворюваннями.
- Вальвулопатії:
  - Стани, що впливають на серцеві клапани, які можуть бути звужені (стеноз) або не закриватися належним чином (недостатність або регургітація).
- Порушення серцевого ритму (аритмії):
  - Порушення серцевого ритму або частоти серцевих скорочень.
  - Приклади: миготлива аритмія, шлуночкова тахікардія, фібриляція шлуночків, блокада серця.
- Вроджені вади серця:
  - Структурні аномалії серця, наявні від народження, такі як тетрада Фалло або дефект міжшлуночкової перегородки.

Перикардит:
: Запалення тонкої оболонки, що оточує серце, перикарда.
: Може бути викликаний інфекцією, травмою або іншими захворюваннями.

Ендокардит:
: Запалення внутрішньої оболонки серця, часто спричинене бактеріальною інфекцією.

Гіпертонічна хвороба серця:
: Проблеми з серцем, спричинені високим кров'яним тиском, який може впливати на серце, артерії або на обидва.

Ішемічна хвороба серця:
: Викликається зменшенням кровопостачання серцевого м'яза, як правило, через коронарний атеросклероз.

Ці стани, хоча і є поширеними, значно відрізняються за своїми симптомами, причинами та методами лікування. Численні медикаментозні, хірургічні втручання та зміни способу життя можуть допомогти в управлінні, лікуванні або профілактиці цих станів. Розуміння і знання цих станів є важливими для кожного, хто працює в кардіології або кардіохірургії.

Кардіологічні діагностичні методи та обладнання

Кардіологія, як медична спеціальність, покладається на широкий спектр діагностичних методів та обладнання для оцінки функції серця, виявлення серцевих захворювань та визначення найкращого терапевтичного підходу. Ось огляд методик та обладнання, які зазвичай використовуються в цій галузі:

- Електрокардіограма (ЕКГ) :
    - Вимірює електричну активність серця.
    - Використовується для виявлення аритмії, інфаркту міокарда та інших патологій.
- Ехокардіографія (ЕхоКГ) :
    - Використовує ультразвукові хвилі для отримання зображень серця в русі.
    - Він може оцінити розмір, форму і функцію шлуночків і клапанів, а також виявити вади серця.
- Стрес-тест :
    - Пацієнт виконує фізичні навантаження (часто на біговій доріжці), а його серцева діяльність контролюється.
    - Використовується для виявлення захворювань коронарних артерій.
- Холтер ЕКГ:
    - Портативний пристрій, який реєструє електричну активність серця протягом тривалого періоду (часто 24 години).
    - Використовується для виявлення інтермітуючих аритмій.
- Магнітно-резонансна томографія серця (МРТ серця) :
    - Використовує магнітні поля для отримання детальних зображень серця.
    - Може виявити кардіоміопатію, пухлини серця та інші патології.
- Комп'ютерна томографія серця (КТ серця) :
    - Різновид рентгенографії, який надає детальні зображення поперечного перерізу серця.
    - Часто використовується для візуалізації коронарних артерій і виявлення кальцієвих відкладень.
- Катетеризація серця (або коронарна ангіографія):
    - Катетер вводять в артерію і ведуть до серця.

Дозволяє вимірювати тиск, аналізувати кровотік і вводити барвник для візуалізації коронарних артерій.

Коронарна ангіографія:
Особлива форма катетеризації серця, при якій вводиться барвник для візуалізації коронарних артерій за допомогою рентгенівських променів.

Ядерний стрес-тест:
Пацієнту вводять невелику кількість радіоактивної речовини, після чого він проходить стрес-тест.

Знімки робляться для оцінки кровотоку до серця під час фізичних навантажень.

Тест на нахил:
Пацієнта розміщують на столі, який змінює кут нахилу.

Використовується для діагностики причин незрозумілої непритомності.

Електрофізіологія (ЕФ):
Дослідження електричних ланцюгів серця.

Допомагає виявити джерело аритмії та визначити найкраще лікування.

Монітор серцевих подій:
Портативний пристрій, який пацієнт може активувати при появі симптомів.

Записує електричну активність під час цих епізодів.

Ці діагностичні інструменти, які часто використовуються в комбінації, надають кардіологам детальний огляд серцевої функції та можливих захворювань. Вони необхідні для прийняття терапевтичних рішень та покращення результатів лікування пацієнтів, які страждають на серцеві патології.

Розділ 3

ПЕРЕД ОПЕРАЦІЄЮ ПЕРЕДОПЕРАЦІЙНА РОЛЬ МЕДСЕСТРА

Передопераційне обстеження пацієнта

Передопераційне обстеження пацієнтів, які підлягають кардіохірургічному втручанню, є вирішальним кроком у забезпеченні успіху операції та мінімізації ризиків. Це комплексне обстеження охоплює клінічні, функціональні, психологічні та соціальні аспекти. Його мета - виявити потенційні проблеми, які можуть вплинути на перебіг операції та післяопераційне відновлення.

- Клінічна оцінка:
    - **Історія хвороби**: збір даних про історію хвороби, попередні операції, поточний прийом ліків та алергії.
    - **Фізикальне обстеження**: оцінка загального стану, серцевої функції (аускультація, пальпація), легеневої функції та інших систем організму.
- Діагностичні тести :
    - **Електрокардіограма (ЕКГ):** аналіз електричної активності серця.
    - **Ехокардіографія**: оцінка функції та структури серця.
    - **Рентген грудної клітки**: дослідження легень та розміру/форми серця.
    - **Аналізи крові**: оцінка функції нирок, печінки, рівня електролітів, загального аналізу крові та коагуляції.
    - **Навантажувальний тест з фізичним навантаженням**: оцінка серцевого викиду під час фізичних навантажень.
    - **Катетеризація серця**: за необхідності, для оцінки стану коронарних артерій та камер серця.

Функціональна оцінка :
- Оцінка здатності пацієнта виконувати повсякденну діяльність.
- Виявлення функціональних обмежень, які можуть потребувати післяопераційної реабілітації.

Психосоціальна оцінка :
- Оцінка психологічного стану пацієнта та його здатності розуміти і дотримуватися післяопераційних рекомендацій.
- Розгляд питання про сімейну або соціальну підтримку, доступну після операції.

Оцінка харчування :
- Оцінка харчового статусу для виявлення будь-яких недоліків.
- Поради та рекомендації щодо оптимізації передопераційного харчування.

Оцінка анестезіологічних ризиків:
- Консультація з анестезіологом для оцінки специфічних ризиків, пов'язаних з анестезією.
- Обговорення можливих методів анестезії та лікування післяопераційного болю.

Оцінка інших систем :
- Функція легень, ниркові тести, неврологічна оцінка, за необхідності, в залежності від історії хвороби пацієнта та очікуваних ризиків операції.

Обговорення з пацієнтом та його родиною:
- Презентація ризиків, переваг та альтернатив хірургічному втручанню.
- Отримання інформованої згоди.

Це вичерпне передопераційне обстеження має на меті дати пацієнтові найкращі шанси на успішне хірургічне втручання, зменшуючи при цьому потенційні ускладнення. Воно вимагає тісної співпраці між кардіологами, хірургами, анестезіологами, медсестрами та іншими медичними працівниками для забезпечення оптимального догляду за пацієнтом.

Навчання пацієнтів: психологічна та фізична підготовка

Навчання пацієнтів перед кардіохірургічним втручанням є фундаментальною основою передопераційного процесу. Хірургічне втручання, особливо на такому життєво важливому органі, як серце, для багатьох пацієнтів може стати приголомшливим випробуванням. Емоційні, психологічні та фізичні проблеми, пов'язані з нею, вимагають ретельної підготовки.

З одного боку, психологічна підготовка дуже важлива. Вона дозволяє пацієнтові зрозуміти суть операції, її переваги, ризики та довгострокові наслідки. Здобуваючи ці знання, пацієнти можуть поступово долати свій страх, тривогу і будь-які інші почуття невпевненості. Медичні бригади за допомогою інформаційних сесій, освітніх брошур або свідчень інших пацієнтів, які мали подібний досвід, можуть суттєво допомогти в розвінчуванні міфів про операцію. Важливо також заохочувати пацієнтів ставити запитання, висловлювати свої побоювання і обговорювати свої почуття з близькими або медичними працівниками.

Фізична підготовка не менш важлива. Вона охоплює кілька аспектів. По-перше, це оптимізація фізичного стану пацієнта, щоб сприяти швидкому післяопераційному відновленню. Це можуть бути вправи на витривалість, зміцнення м'язів або дихальні вправи, завжди адаптовані до індивідуальної ситуації пацієнта. По-друге, дуже важливо донести до пацієнтів інформацію про важливість збалансованого харчування для зміцнення імунної системи та зниження ризику післяопераційних інфекцій. Крім того, можна організувати навчальні заняття, щоб навчити пацієнта методам знеболення, як пересуватися після операції та як виявляти і повідомляти про будь-які ускладнення.

Навчання пацієнтів - це безперервний, двосторонній процес. Він передбачає тісну співпрацю між пацієнтом, його родиною та медичною командою. Озброюючи пацієнтів знаннями, оснащуючи їх необхідними інструментами і заохочуючи їх до активної участі в лікуванні, ми можемо дати їм найкращі шанси на успіх, як в психічному, так і в фізичному плані.

Координація з хірургічною командою

Координація з хірургічною командою - один з найважливіших етапів ведення пацієнта в кардіохірургії. Вона гарантує не лише успіх операції, але й безпеку та благополуччя пацієнта. Ця координація схожа на медичний балет, де кожен фахівець відіграє ключову роль, зрежисовану з точністю, щоб забезпечити повну гармонію під час операції і в післяопераційний період.

По-перше, є кардіохірург, майстер операції, який складає план хірургічного втручання на основі діагнозу пацієнта. Його координація з командою необхідна для того, щоб кожен етап операції пройшов за планом. Він також повинен тісно співпрацювати з анестезіологом, який відіграє вирішальну роль у забезпеченні стабільного стану пацієнта під час операції. Анестезіолог повинен бути в курсі кожного етапу операції, щоб відповідно адаптувати свою анестезіологічну стратегію.

Далі йдуть операційні медсестри. Вони готують операційне поле, допомагають хірургу, надаючи необхідні інструменти, і стежать за тим, щоб середовище залишалося стерильним. Їх роль дуже важлива для безперебійного проведення операції та мінімізації ризику інфікування.

Поза межами операційної координаційна команда також відіграє важливу роль. Сюди входять клінічні медсестри, які готують пацієнта до операції, інформують його про процедуру і доглядають за ним після операції, а також медичні асистенти, які організовують зустрічі, аналізи і логістику, пов'язану з перебуванням пацієнта в лікарні.

Також важливо координувати свої дії зі спеціалістами, такими як кардіологи, радіологи та інші медичні працівники, які можуть надати цінну інформацію про стан пацієнта та найкращі протоколи лікування.

Нарешті, комунікація з пацієнтом та його родиною є не менш важливим аспектом цієї координації. Хірургічна команда повинна переконатися, що пацієнт розуміє характер операції, пов'язані з нею ризики та етапи післяопераційного відновлення.

Загалом, координація з хірургічною командою - це складний процес, який вимагає відкритого спілкування, взаємної поваги між фахівцями та постійної уваги до благополуччя пацієнта. Кожен член команди привносить свій власний досвід, і тільки працюючи разом, синхронізовано, вони можуть гарантувати найкращий результат для пацієнта.

Розділ 4

В ОПЕРАЦІЙНІЙ РАЗОМ З ХІРУРГОМ

Стерильна підготовка та налаштування інструментів

Стерильна підготовка та розміщення інструментів є критично важливими етапами в кардіохірургії. Вони забезпечують безпеку пацієнта, запобігаючи ризику інфікування, і роблять операцію більш гладкою для хірургічної команди. Хоча досвідченим фахівцям ці кроки можуть здатися рутинними, вони вимагають надзвичайної концентрації та суворої методології.

Стерильна підготовка починається задовго до того, як пацієнт потрапляє в операційну. Вона вимагає ретельної дезінфекції приміщення, обладнання і, звичайно, самого пацієнта. Кожна поверхня, кожен інструмент, кожна пара рук, які контактують з операційним полем, повинні бути стерилізовані. Це передбачає ретельне прибирання приміщення, антисептичне миття рук і передпліч персоналу, використання стерильних хірургічних халатів і хірургічних штор для ізоляції операційної зони.

Розміщення інструментів - це також мистецтво саме по собі. Кожен інструмент виконує певну функцію, і його негайна доступність може зробити різницю між безперебійною роботою і більш складною ситуацією. Інструменти зазвичай розміщують на стерильних лотках у порядку, що відповідає порядку їхнього використання або функціям. Операційна медсестра або асистент хірурга знає ці інструменти вздовж і впоперек, точно знає, де лежить кожен інструмент, і може надати його хірургу за частку секунди на його вимогу.

Процес стерильної підготовки та розміщення інструментів регулюється суворими протоколами, які визначають кожен етап. Ці протоколи є результатом десятиліть хірургічного досвіду і були розроблені з метою забезпечення максимальної безпеки пацієнта та оптимальних умов для роботи хірургічної команди.

Стерильність повинна підтримуватися протягом всієї операції. Це означає, що кожен рух, кожен жест повинен здійснюватися з максимальною обережністю. Якщо інструмент впав або стерильне поле якимось чином порушено, необхідно негайно вжити заходів, щоб виправити ситуацію і захистити пацієнта.

Стерильна підготовка та встановлення інструментів - це непомітні, але надзвичайно важливі етапи в хірургії. Вони демонструють відданість хірургічної команди забезпеченню безпеки і благополуччя пацієнта, а також максимальну ефективність і точність роботи.

Безперервний моніторинг пацієнта

Безперервний моніторинг пацієнта під час і після кардіохірургічного втручання є життєво важливою частиною медичної допомоги. Його мета - не лише забезпечити безпеку пацієнта, але й на ранній стадії виявити будь-які ускладнення або зміни в його стані, які можуть потребувати втручання. У динамічному і часто непередбачуваному середовищі кардіохірургії ретельний моніторинг є запорукою того, що пацієнти отримують найкращий догляд на кожному етапі одужання.

Під час операції анестезіолог відіграє центральну роль, постійно контролюючи життєво важливі показники пацієнта. До них відносяться частота серцевих скорочень, артеріальний тиск, насичення киснем та інші специфічні параметри, такі як рівень анестезії. Будь-яке коливання цих параметрів може вказувати на проблему, яка потребує негайного втручання. Анестезіолог використовує цілий ряд обладнання, включаючи кардіомонітори та пульсоксиметри, для моніторингу стану пацієнта в режимі реального часу.

Після операції, коли пацієнта переводять у відділення інтенсивної терапії або кардіохірургії, безперервний моніторинг залишається необхідним. Кардіомонітори постійно відстежують електричну активність серця, в той час як інші пристрої вимірюють артеріальний тиск, частоту дихання і температуру тіла. Медсестри, які перебувають на передовій лінії цього моніторингу, спостерігають та інтерпретують дані, регулярно оцінюючи стан пацієнта на наявність будь-яких ознак дистресу чи ускладнень.

Але моніторинг не обмежується апаратами та екранами. Він також включає повторні клінічні оцінки, щоб переконатися, що пацієнт правильно прокидається від наркозу, що неврологічні функції не порушені, що хірургічні рани заживають належним чином і що немає ознак інфекції. Біль, дискомфорт, сплутаність свідомості або інші симптоми, про які повідомляє сам пацієнт, також є цінними індикаторами, які можуть допомогти медичній команді виявити можливі проблеми.

Комунікація між медичною командою є життєво важливою в цьому процесі моніторингу. Медсестри, лікарі, фізіотерапевти та інші спеціалісти постійно обмінюються інформацією про стан пацієнта, забезпечуючи, щоб кожен фахівець був в курсі останніх подій.

Безперервний моніторинг пацієнта в кардіохірургії - це складний балет, де передові технології та клінічні навички поєднуються, щоб забезпечити безцінну мережу безпеки. Саме завдяки такій постійній увазі та невпинній пильності можна виявити ускладнення на ранній стадії та проактивно управляти ними, максимізуючи шанси кожного пацієнта на одужання та успіх.

Хірургічна допомога: ключові моменти

Хірургічна допомога в кардіохірургії - це точний і синхронізований танець, де кожна дія, кожне рішення, кожен жест має значення. Ця координація між провідним хірургом та його асистентом має вирішальне значення для успіху операції та благополуччя пацієнта. Пропонуємо ознайомитися з ключовими моментами хірургічної допомоги в кардіохірургії.

1. Підготовка до операції :
Ще до того, як пацієнт потрапляє в операційну, асистент хірурга тісно співпрацює з хірургом для підготовки до операції. Це включає в себе перегляд медичної картки пацієнта, обговорення методів, які будуть використані, та підготовку необхідних інструментів і обладнання.

2. Позиціонування пацієнта:
Після того, як пацієнт заснув, асистент допомагає правильно розташувати його на операційному столі. Цей крок має вирішальне значення для забезпечення оптимального доступу до операційної зони та захисту пацієнта від можливих травм і ускладнень.

3. Хірургічний розтин:
Під час першого розрізу і доступу до серця асистент відіграє вирішальну роль, утримуючи тканини, використовуючи ретрактори, щоб забезпечити хірургу чітке поле зору, і передбачаючи потреби хірурга, щоб полегшити доступ.

4. Критичні моменти у втручанні :
Під час делікатних етапів, таких як шунтування або ремонт клапана, асистент знаходиться поруч, щоб надати необхідні інструменти, аспірувати рідину або накласти шов. Кожен жест скоординований, кожна дія передбачена.

5. Закриваємо:
Після завершення основної кардіопроцедури асистент допомагає закрити операційну зону. Це часто включає накладання швів, перевірку гемостазу (щоб переконатися у відсутності кровотечі) та накладання пов'язок.

6. Остаточний підрахунок інструментів :
Щоб забезпечити безпеку пацієнта, асистент разом з палатною медсестрою стежить за тим, щоб усі інструменти, використані під час операції, були враховані, а всередині пацієнта не залишилося сторонніх предметів.

7. Передача та комунікація :
Після операції асистент відіграє ключову роль у переведенні пацієнта до післяопераційної палати або відділення інтенсивної терапії. Він також необхідний для повідомлення деталей операції команді післяопераційного догляду.

Ці ключові моменти підкреслюють незамінну роль асистента хірурга в кардіохірургії. Його здатність передбачати потреби хірурга, швидко реагувати на непередбачувані обставини і працювати в гармонії з усією операційною командою є запорукою найкращого результату для пацієнта.

Розділ 5

ПІСЛЯ ОПЕРАЦІЇ ПІСЛЯОПЕРАЦІЙНИЙ ДОГЛЯД

Негайний післяопераційний моніторинг: життєво важливі показники та потенційні ускладнення

Безпосередній післяопераційний моніторинг після кардіохірургічного втручання - це критичний етап, коли пацієнту необхідно приділяти максимум уваги. Перші кілька годин після такої операції мають вирішальне значення для швидкого виявлення та лікування будь-яких ускладнень. Ретельно відстежуються життєві показники та фізіологічні параметри пацієнта, які відображають функціонування організму та щойно прооперованого серця.

1. Життєві показники:
    - **Серцевий ритм:** Проводиться постійний моніторинг для виявлення будь-якої аритмії або порушення серцевого ритму.
    - **Кров'яний тиск:** Кров'яний тиск повинен бути стабільним. Високий або низький артеріальний тиск може свідчити про кровотечу або слабкість серцевого м'яза відповідно.
    - **Насичення киснем:** падіння може вказувати на проблеми з роботою легенів або серця.
    - **Частота дихання:** контролюється, особливо якщо пацієнт все ще інтубований або має ознаки дихальних розладів.
    - **Температура тіла:** лихоманка може свідчити про інфекцію, тоді як гіпотермія може бути наслідком екстракорпорального кровообігу, який використовувався під час операції.
2. Потенційні ускладнення, на які слід звернути увагу:
    - **Тампонада серця:** накопичення рідини в перикарді, яка може здавлювати серце.
    - Крововтрата: після кардіохірургічного втручання часто трапляється крововтрата. Моніторинг

дренажів та дренажних пристроїв є дуже важливим.

Тромбоемболія: згустки можуть утворюватися і викликати інсульт або тромбоемболію легеневої артерії.

Ниркова недостатність: нирки можуть постраждати від хірургічного втручання або екстракорпорального кровообігу. Проводиться моніторинг рівнів сечовини та креатиніну.

Порушення роботи трансплантата: після пересадки серця необхідно контролювати роботу нового серця.

3. Інші параметри, що підлягають моніторингу:

Біль: Контроль болю у пацієнтів має вирішальне значення для їхнього одужання.

Функція легень: аускультація та вимірювання життєвої ємності легень допомагають виявити будь-які респіраторні ускладнення.

Неврологічні ознаки: Свідомість, здатність рухатися, мова та інші неврологічні ознаки оцінюються для виявлення можливого пошкодження мозку.

4. Спілкування з пацієнтом:

Важливо заспокоїти пацієнта, проінформувати його про операцію та відповісти на всі запитання, які він може мати. Таке спілкування зміцнює довіру пацієнта до медичної команди і полегшує його співпрацю під час фази моніторингу.

Безпосередній післяопераційний моніторинг є ключовим етапом у веденні пацієнтів, які перенесли кардіохірургічне втручання. Швидкість, з якою потенційні ускладнення будуть виявлені та усунені в цей період, може суттєво вплинути на результат та одужання пацієнта.

Лікування болю і комфорт пацієнта

Знеболення та комфорт пацієнта після кардіохірургічного втручання є ключовими для оптимального одужання. Погано контрольований біль може перешкоджати загоєнню, підвищувати ризик післяопераційних ускладнень і негативно впливати на якість життя пацієнта. Нижче наведено огляд цього управління, що поєднує медичні методи, сестринський догляд та додаткові підходи.

1. Оцінка болю :
Перш за все, дуже важливо регулярно оцінювати біль пацієнта. Можна використовувати шкали болю, такі як візуально-аналогова шкала (ВАШ) або цифрова шкала. Вираз обличчя, поза та поведінка пацієнта також є ключовими індикаторами.

2. Знеболюючі препарати :
- **Неопіоїдні анальгетики:** такі як парацетамол або нестероїдні протизапальні препарати (НПЗП), що застосовуються при легкому та помірному болю.
- **Опіоїди:** такі як морфін або фентаніл, призначаються при помірному або сильному болю. Вони потребують ретельного моніторингу через свої побічні ефекти.
- **Допоміжні препарати:** Такі як протисудомні препарати або антидепресанти, які можна використовувати для лікування певних невропатичних болів.

3. Немедикаментозні методи :
- **Термотерапія:** застосування тепла або холоду може полегшити біль.
- **Масаж:** може допомогти розслабити м'язи та покращити кровообіг.
- **Розслаблення і глибоке дихання:** допомагають зменшити напругу і тривогу.

Рання мобілізація: заохочення пацієнта рухатися і ходити може допомогти запобігти скутості та покращити кровообіг.
4. Комфорт пацієнта:
   Позиціонування: Забезпечити зручне положення в ліжку та регулярно змінювати положення пацієнта, щоб запобігти утворенню пролежнів.
   Гігієна: регулярний догляд за шкірою та слизовими оболонками, а також полоскання рота можуть покращити комфорт.
   Харчування: правильна дієта може допомогти одужанню та покращити самопочуття.
5. Навчання пацієнтів:
   - Важливо інформувати пацієнтів про важливість повідомляти про свій біль, а також про призначені ліки та їхні потенційні побічні ефекти. Пацієнти також повинні бути поінформовані про немедикаментозні методи, доступні для них.
6. Регулярний моніторинг :
   - Біль і комфорт пацієнта необхідно регулярно переоцінювати, щоб переконатися в ефективності втручань і скоригувати план лікування, якщо це необхідно.
7. Взаємодоповнюючі підходи :
   - Залежно від потреб та вподобань пацієнта, можуть також застосовуватися такі методи, як акупунктура, рухова терапія та музика.

Управління болем і комфортом після кардіохірургічного втручання є багатовимірним і вимагає тісної співпраці між пацієнтом, медичною командою та родичами. Ефективне лікування може прискорити одужання, підвищити задоволеність пацієнта і знизити ризик ускладнень.

Навчання пацієнтів для відновлення будинку

Навчання пацієнтів щодо відновлення в домашніх умовах після кардіохірургічного втручання має вирішальне значення для забезпечення безпечного та ефективного одужання. Перші кілька тижнів вдома вимагають особливої уваги як від пацієнта, так і від тих, хто за ним доглядає. Повернення додому - це момент, якого з нетерпінням чекають, але він також може бути джерелом тривоги. Тому дуже важливо підготувати пацієнта.

1. Фізичні навантаження :
    - **Поступова мобілізація:** Пацієнти повинні поступово підвищувати рівень своєї активності, починаючи з коротких щоденних прогулянок.
    - **Обмеження:** Уникайте підняття важких предметів і напруженої роботи протягом перших кількох тижнів.
    - **Реабілітація: за** необхідності може бути рекомендована програма кардіологічної реабілітації для зміцнення серця і підвищення витривалості.
2. Догляд за ранами:
    - **Моніторинг:** щодня оглядайте рану на наявність ознак інфекції, таких як почервоніння, виділення або розходження швів.
    - **Очищення:** дотримуйтесь інструкцій щодо очищення рани та зміни пов'язок.
3. Ліки:
    - **Дотримання приписів лікаря:** Приймайте всі ліки за призначенням, без перерв, якщо тільки лікар не порадив інакше.
    - **Побічні ефекти:** Будьте уважні до будь-яких побічних ефектів і знайте, коли потрібно звернутися до лікаря.

4. Харчування :

Збалансована дієта: дотримуйтесь здорової для серця дієти, багатої на фрукти, овочі та цільні зерна, з низьким вмістом солі та насичених жирів.

Обмеження рідини: Залежно від рекомендацій лікаря, вам може знадобитися обмежити споживання води.

5. Попереджувальні знаки :
   - Повідомте пацієнта про будь-які симптоми, що потребують невідкладної медичної допомоги, такі як біль у грудях, ненормальна задишка, прискорене серцебиття або набряки.

6. Медичне спостереження:

Консультації: відвідуйте всі післяопераційні зустрічі з хірургом і кардіологом.

Обстеження: можуть бути заплановані регулярні обстеження, такі як аналізи крові або електрокардіограма.

7. Емоційне благополуччя :

Підтримка: Заохочуйте пацієнтів висловлювати свої почуття та занепокоєння. Кардіохірургічна операція може мати емоційний вплив.

Групи підтримки: деяким пацієнтам корисно ділитися своїм досвідом з іншими, хто переніс подібну операцію.

8. Інші поради :

Куріння: Дуже важливо кинути палити, щоб захистити своє серце.

Сон: Переконайтеся, що ви достатньо відпочиваєте, уникаючи тривалого сну, який може порушити нічний сон.

9. Наслідки для опікунів :

Родичів потрібно навчити надавати необхідний догляд і відстежувати симптоми. Вони відіграють ключову роль у наданні емоційної та практичної підтримки.

Відновлення в домашніх умовах після кардіохірургічного втручання - важливий етап, який потребує підготовки, навчання та підтримки. Маючи правильні інструменти та інформацію, пацієнти можуть розраховувати на безпечне повернення додому та поступове відновлення своєї діяльності.

Розділ 6

ПСИХОЛОГІЧНІ ВИКЛИКИ І ЕМОЦІЙНИЙ

Розуміння стресу і занепокоєння пацієнта

Медичний шлях, особливо коли йдеться про такі важливі операції, як кардіохірургія, пронизаний моментами невизначеності та тривоги для пацієнта. Стрес і тривога, хоч і є певною мірою універсальними, можуть відрізнятися за інтенсивністю і характером від однієї людини до іншої. Розуміння цих почуттів має важливе значення для надання цілісної допомоги.

1. Витоки стресу і тривоги :
    - **Страх перед невідомим:** незнання того, чого очікувати до, під час і після операції, може бути джерелом тривоги.
    - **Страх болю:** післяопераційний біль або навіть біль, пов'язаний з попередніми обстеженнями, є поширеним занепокоєнням.
    - **Побоювання щодо результатів:** страх, що операція не матиме бажаного ефекту або призведе до ускладнень.
    - **Фінансові наслідки:** витрати на лікування, медикаменти та післяопераційний догляд можуть бути стресовими.

2. Фізіологічні ознаки :
Стрес і тривога можуть проявлятися такими симптомами, як :
    - Прискорене серцебиття.
    - Підвищення артеріального тиску.
    - Розлади сну.
    - Біль у шлунку або проблеми з травленням.

3. Наслідки для відновлення :
Високий рівень тривожності може :
    - Збільшити час загоєння.
    - Впливають на здатність пацієнта дотримуватися медичних рекомендацій.
    - Посилити відчуття болю.

4. Стратегії слухання та комунікації :
Ставте запитання: Регулярно запитуйте пацієнтів про їхнє самопочуття, це допоможе виявити проблеми, які їх турбують.
Заспокоєння: Надання чіткої і точної інформації може допомогти розкрити таємницю операції і зменшити тривогу.
Залучати: Залучення пацієнтів до прийняття рішень, що стосуються їхнього лікування, означає, що вони відіграють активну роль у своєму лікуванні.
5. Техніки управління стресом :
Методи релаксації: глибоке дихання, медитація або візуалізація можуть допомогти впоратися з тривогою.
Когнітивно-поведінкова терапія: цей підхід може допомогти виявити та змінити негативні думки.
Психологічна підтримка: Консультація з психологом або психіатром може бути корисною.
Групи підтримки: обмін досвідом з іншими пацієнтами може дати відчуття солідарності.
6. Наслідки для родичів :
Важливо розуміти, що тривога пацієнта також може впливати на його близьких. Підтримка та інформування їх про те, як почувається пацієнт, має вирішальне значення для комплексного підходу до лікування.

Розпізнавання та подолання стресу і тривоги пацієнта є важливим аспектом до- і післяопераційного догляду. Емпатичний, цілісний догляд не лише гуманізує медичну подорож, але й може покращити клінічні результати та задоволеність пацієнта.

Надання емоційної підтримки

Надання емоційної підтримки пацієнту, особливо в медичному контексті, так само важливе, як і фізіологічна допомога. Шлях до одужання прокладений не лише ліками та хірургічним втручанням, але й глибоко вкорінений у психологічному вимірі благополуччя. Вага емоцій, чи то тривога через діагноз, страх перед процедурою або страждання, викликані болем, часто може затьмарювати самі фізичні недуги.

Роль медичного персоналу і, ширше, людей, які оточують пацієнта, є дуже важливою в цьому процесі підтримки. Уважне вислуховування, присутність і заспокоєння можуть мати вирішальне значення. У цьому делікатному балеті емоцій простий акт тримання пацієнта за руку або слова підбадьорення можуть полегшити тягар його переживань. Але ця підтримка полягає не лише в жестах чи словах, а й у створенні атмосфери, що сприяє спокою та довірі.

Цінними інструментами є психологічні консультації, сеанси релаксації та медитації, а також навчання персоналу емпатійному спілкуванню. Групи підтримки, де пацієнти діляться своїм досвідом, також можуть забезпечити безпечний простір, де емоції не тільки визнаються, але й оцінюються.

Але емоційна підтримка не обмежується лікарнею чи клінікою. Сім'я та друзі відіграють важливу роль. Їхня присутність, розуміння і терпіння можуть допомогти пацієнтам відчути себе захищеними, підтриманими і коханими, створюючи навколо них мережу безпеки.

Емоційний вимір медичної допомоги - це не просто додаток; він нерозривно пов'язаний з тим, як пацієнти одужують, сприймають свою хворобу і знаходять шлях до повноцінного і повноцінного життя. Тому розпізнавання, оцінка та реагування на емоційні потреби є фундаментальним кроком у будь-якій комплексній медичній допомозі.

Турбота про власне психічне здоров'я

Турбота про власне психічне здоров'я - це не просто розкіш, а життєва необхідність. У світі, де темп життя, щоденні виклики та суспільні вимоги здаються нескінченними, приділяти особливу увагу своєму психологічному благополуччю є необхідною умовою для збалансованого та повноцінного життя.

Розпізнавання власних емоцій - це перший крок до того, щоб взяти на себе відповідальність за своє психічне здоров'я. Кожен з нас, в той чи інший час, може відчувати стрес, тривогу, смуток або інші емоції. Ці почуття не є ознакою слабкості; вони є відображенням нашого досвіду, наших викликів і нашої людяності. Прийняття їх без осуду допомагає нам краще зрозуміти, через що ми проходимо, і знайти відповідні рішення.

Звички способу життя також відіграють важливу роль. Збалансоване харчування, регулярні фізичні вправи та якісний сон позитивно впливають на наш душевний стан. Зв'язок між тілом і розумом нерозривний, і турбота про одне незмінно йде на користь іншому.

Моменти релаксації та відновлення сил є дуже важливими. Будь то медитація, читання, мистецтво чи просто прогулянка на природі, важливо знаходити час, щоб відключитися, перефокусуватися і перезарядити наші емоційні батареї.

Діалог і обмін думками можуть стати рятівним колом у важкі часи. Обговорення наших проблем з друзями, родиною або фахівцями може допомогти побачити перспективу, знайти підтримку і розплутати певні емоції.

Освіта та обізнаність також є ключовими. Розуміння попереджувальних ознак психічних розладів, знання доступних ресурсів та обізнаність з останніми досягненнями в галузі психічного здоров'я може допомогти запобігти та ефективно впоратися з психологічними проблемами.

Не забуваймо, що прохання про **допомогу - це** не ознака слабкості, а ознака сили. У деяких випадках консультація з фахівцем з психічного здоров'я - терапевтом, консультантом або психіатром - може бути найкращим способом подолання перешкод.

Турбота про власне психічне здоров'я - це безперервний шлях до розуміння, прийняття та проактивності. Це зобов'язання перед собою, яке дозволяє нам не лише долати життєві бурі, а й сповна насолоджуватися моментами спокою.

Розділ 7

РОБОТА В КОМАНДІ В КАРДІОХІРУРГІЇ

Ефективна комунікація з хірурги, анестезіологи та інших членів команди

Комунікація - це життєво важлива артерія, яка живить весь медичний процес, і вона набуває особливо важливого значення в хірургічній команді. Складність і точність, що вимагаються в кардіохірургії, роблять комунікацію беззаперечним елементом безпеки і благополуччя пацієнта.

Орієнтуватися в динамічному та вимогливому середовищі операційної вимагає неабиякого володіння мовою, жестами та вміння слухати. Розуміння нюансів роботи кожного фахівця, чи то хірурга, чи то анестезіолога, має важливе значення для того, щоб передбачити їхні потреби і діяти відповідно до них. Обмін інформацією має бути чітким, лаконічним і, перш за все, своєчасним. Йдеться не просто про передачу повідомлень, а про розуміння тонкощів, що стоять за кожним запитом чи показаннями.

Взаємна довіра між кожним членом команди є цементом цієї комунікації. Кожен професіонал, усвідомлюючи свою роль і відповідальність, повинен також визнавати і цінувати досвід інших. Саме в цій довірі полягає можливість ставити запитання, звертатися за роз'ясненнями чи навіть вносити пропозиції.

Наприклад, синергія з анестезіологами є життєво важливою. Їхні втручання, які виходять далеко за межі простої седації, вимагають тісної співпраці, щоб гарантувати комфорт і безпеку пацієнта. Постійний діалог гарантує, що життєво важливі параметри підтримуються, біль контролюється, а будь-які ускладнення негайно виявляються і лікуються.

Більше того, комунікація не обмежується критичними моментами операції. Передопераційні зустрічі, на яких обговорюються деталі та стратегії операції, є не менш важливими. Це час, коли складається план дій, визначаються потенційні перешкоди і команда узгоджує спільні цілі.

Окрім слів, важливо також бути уважним до того, що не сказано, до жестів, тону голосу і загальної атмосфери в операційній. В умовах, коли кожна секунда на рахунку, простий вираз обличчя або жест може передати життєво важливе повідомлення.

Ефективна комунікація з хірургами, анестезіологами та іншими членами команди - це тонкий танець поваги, вміння слухати і розуміти. Саме ця гармонія, ця симфонія взаємодій гарантує, що кожен пацієнт отримає найвищу якість медичної допомоги.

Роль медсестри у міждисциплінарних зустрічах

Роль медичної сестри в мультидисциплінарних зустрічах набагато більша, ніж роль простого учасника. Вона є сполучною ланкою між пацієнтом і медичною командою, привносячи унікальну перспективу, яка охоплює як клінічні, так і емоційні потреби пацієнта. На цих зустрічах, де різні фахівці збираються разом, щоб обговорити питання лікування, медсестра відіграє кілька важливих ролей.

По-перше, медсестри часто першими бачать реакцію пацієнта на лікування - фізіологічну, емоційну чи психосоціальну. Вони можуть надати безцінну інформацію про ефективність лікування, будь-які побічні ефекти, а також про занепокоєння і почуття пацієнта. Така перспектива є фундаментальною, оскільки вона гарантує, що рішення, які приймаються, будуть орієнтовані на пацієнта і враховуватимуть весь його досвід.

Більше того, завдяки своїй підготовці та досвіду в цій галузі, медичні сестри можуть активно долучатися до клінічної дискусії. Вони можуть ставити запитання, пропонувати рішення і навіть, у деяких випадках, пропонувати альтернативи, ґрунтуючись на власному досвіді або на відгуках пацієнтів. Цей внесок є ще більш цінним, якщо медсестра має глибокі знання про повсякденну реальність пацієнта.

Медсестри також відіграють координуючу роль. Перебуваючи на перехресті багатьох взаємодій - з пацієнтом, родиною, лікарями, терапевтами та іншими членами медичної команди - вони часто мають найкращі можливості для забезпечення безперешкодної комунікації між усіма зацікавленими сторонами. Вони можуть роз'яснювати інструкції, нагадувати людям важливу інформацію або просто стежити за тим, щоб усі були на одній хвилі.

Медичні сестри також роблять свій внесок в освіту та підвищення обізнаності. Пояснюючи патологію, обговорюючи наслідки лікування або супроводжуючи пацієнта під час передопераційної підготовки, їхня здатність перекладати складні медичні поняття у зрозумілі терміни є надзвичайно важливою. На мультидисциплінарному консиліумі ця навичка може допомогти сформулювати плани лікування, які не тільки відповідають клінічним потребам, але й є прагматичними та досяжними.

Роль медичної сестри в цих зустрічах виходить за рамки простої участі. Вона є важливим голосом, захисником пацієнтів, ключовим співробітником і важливою ланкою в ланцюжку надання медичної допомоги. У величезному оркестрі охорони здоров'я медсестра є безцінним музикантом, мелодія якого впливає на загальну симфонію і збагачує її.

Управління надзвичайними ситуаціями в команді

Управління надзвичайними ситуаціями в команді - це ретельно поставлений балет, де кожен член команди відіграє вирішальну роль у симфонії взаємозалежних дій. У ці напружені моменти, коли кожна секунда має значення, життєво важливою є злагоджена координація, чітка комунікація та взаємна довіра.

Коли виникає невідкладна ситуація, вкрай важливо, щоб медична команда могла миттєво адаптуватися до екстреної динаміки. Це означає, що потрібно швидко зібратися разом, точно оцінити ситуацію і прийняти обґрунтоване рішення в інтересах пацієнта.

Перший крок - це оцінка. Незалежно від того, чи це порушення дихання, зупинка серця або раптова кровотеча, важливо швидко встановити серйозність ситуації. Часто саме медсестра, через свою безпосередню близькість до пацієнта, б'є на сполох і починає перші заходи, одночасно кличучи на допомогу.

У такі моменти спілкування має бути стислим і точним. Кожен член команди - лікар, медсестра, анестезіолог чи інший медичний працівник - повинен вміти передати важливу інформацію якомога меншою кількістю слів, водночас розуміючи і передбачаючи потреби інших. Погляду, жесту чи простого слова може бути достатньо, щоб передати життєво важливе повідомлення.

Взаємна довіра - це секретний інгредієнт, який змушує цей складний механізм працювати. Кожен професіонал знає, що його або її колеги були підготовлені до таких ситуацій, і що вони діятимуть компетентно і старанно. Йдеться не лише про довіру до технічних навичок, а й про довіру до здатності кожного члена команди зберігати спокій, розставляти пріоритети та співпрацювати під тиском.

Координація має важливе значення. В екстреній ситуації немає місця для дублювання зусиль чи вагань. Кожна дія має бути скоординована, щоб уникнути дублювання і забезпечити оптимальну допомогу. Для цього може знадобитися тимчасова ієрархія, коли одна особа (часто найстарший лікар або керівник групи) бере на себе керівництво і спрямовує операції.

Але окрім негайних дій, управління надзвичайними ситуаціями в команді також означає вміння підтримувати один одного. Надзвичайні ситуації є важкими як фізично, так і емоційно. Слово підбадьорення, жест підтримки або навіть простий погляд можуть мати величезне значення.

Зіткнувшись з надзвичайною ситуацією, медична команда стає єдиним цілим, кожен член якої діє з незмінною рішучістю і точністю. Це свідчення стійкості, підготовки та відданості медичних працівників, які разом прагнуть рятувати життя.

Розділ 8

ТЕХНІКИ І КОНКРЕТНІ ПРОЦЕДУРИ В КАРДІОХІРУРГІЇ

Операція на відкритому серці та малоінвазивної хірургії

Кардіохірургія, з її значними технологічними та медичними досягненнями, є галуззю, що постійно розвивається. Спектр варіюється від операції на відкритому серці, складної та інвазивної процедури, до малоінвазивної хірургії, яка обіцяє меншу травматичність і швидше відновлення. Розуміння цих двох полюсів кардіохірургії має важливе значення для медсестер і всіх медичних працівників, які беруть участь у догляді за кардіологічними пацієнтами.

Операція на відкритому серці
а) Визначення та процес:
Операція на відкритому серці - це серйозна операція, під час якої грудна клітка пацієнта розкривається, щоб забезпечити прямий доступ до серця. Зазвичай її проводять в умовах екстракорпорального кровообігу, коли апарат бере на себе циркуляцію крові, а серце зупиняється, щоб забезпечити можливість проведення операції.

б) Стандартні процедури:
Типові процедури включають аортокоронарне шунтування, заміну клапанів і виправлення вроджених вад серця.

в) Роль медсестри:
Медичні сестри відіграють важливу роль у підготовці пацієнтів, інтраопераційному моніторингу та інтенсивному післяопераційному догляді. Вони повинні бути висококваліфікованими, щоб управляти потенційними ускладненнями і забезпечувати стабільне і тривале одужання.

Малоінвазивна хірургія
а) Визначення та процес:
Малоінвазивна хірургія, також відома як ендоскопічна кардіохірургія, є більш сучасною методикою, яка спрямована на мінімізацію травм за рахунок використання набагато менших розрізів і часто дозволяє уникнути повного розтину грудної клітки.

б) Стандартні процедури:
Його часто використовують для клапанних процедур і певних втручань на коронарних артеріях.

в) Роль медсестри:
У цьому контексті медсестри повинні бути знайомі з технологіями та спеціальним обладнанням, а також вміти надавати належний післяопераційний догляд, щоб сприяти швидкому одужанню та мінімізувати ускладнення.

Порівняння та міркування на **майбутнє**
а) Переваги та недоліки:
Кожен вид хірургічного втручання має свої переваги та недоліки. Операція на відкритому серці, хоча й більш інвазивна, забезпечує прямий і повний доступ, тоді як малоінвазивна хірургія значно зменшує травматичність і тривалість госпіталізації.

б) Вибір процедури:
Вибір між цими методами залежить від ряду факторів, включаючи специфіку серцевої патології, загальний стан пацієнта і технічні можливості хірургічної бригади.

в) Футуристична еволюція:
Майбутнє кардіохірургії, ймовірно, полягає в подальшому розвитку малоінвазивних і роботизованих методик, зберігаючи при цьому операції на відкритому серці для найскладніших випадків.

У цьому динамічному контексті, що постійно змінюється, медичні сестри разом з усією медичною командою повинні постійно оновлювати свої знання і навички, адаптуючись і розвиваючись разом з наукою і технологіями кардіохірургії, щоб забезпечити найкращий догляд за своїми пацієнтами.

Катетеризація серця та черезшкірних втручань

Катетеризація серця та черезшкірні втручання утворюють окремий світ у лікуванні серцевих захворювань. Цим процедурам, які є менш інвазивними, ніж відкриті хірургічні втручання, часто надають перевагу через їхню менш травматичну природу, швидший час відновлення та менший ризик ускладнень.

Катетеризація серця
а) Визначення та процес:
Катетеризація серця - це діагностична процедура, яка дозволяє ретельно дослідити роботу серця. Катетер вводять в артерію (зазвичай в пах або руку) і направляють до серця. Після встановлення катетер можна використовувати для вимірювання тиску в різних камерах серця або для введення контрастної речовини, що дозволяє отримати детальну візуалізацію коронарних артерій.

б) Заявки:
Ця методика часто використовується для виявлення закупорки або звуження коронарних артерій, оцінки стану серцевих клапанів або діагностики інших захворювань серця.

в) Роль опікунів:
Підготовка пацієнта, заспокоєння його щодо суті процедури, спостереження за просуванням катетера, передбачення потреб кардіолога, а потім моніторинг місця введення для виявлення будь-яких ознак ускладнень - це найважливіші елементи ролі медсестер.

Черезшкірні процедури
а) Визначення та процес:
Черезшкірні процедури, такі як ангіопластика, передбачають використання катетерів та інших інструментів для лікування проблем серця безпосередньо, без необхідності відкритого хірургічного втручання. Під час ангіопластики надувають балон, щоб відкрити заблоковану артерію, і часто встановлюють стент (невелику металеву трубку), щоб утримувати артерію відкритою.

б) Заявки:
Ці процедури зазвичай застосовуються для лікування ішемії серця, певних аневризм та інших судинних захворювань. Вони також можуть бути використані для лікування захворювань серцевих клапанів без необхідності відкритого хірургічного втручання.

в) Роль опікунів:
Медсестра повинна забезпечити належну підготовку пацієнта, постійний моніторинг під час процедури та специфічний післяпроцедурний догляд. Важливими є знеболення, моніторинг життєво важливих показників і спостереження за місцем введення на предмет кровотечі.

Глобальні міркування
Перевагами черезшкірних процедур є менші розрізи, коротший термін госпіталізації та, як правило, швидше відновлення. Однак вони не позбавлені ризиків, і для

визначення найкращого підходу для кожного пацієнта необхідна належна оцінка.

З розвитком технологій ці менш інвазивні методи продовжують розвиватися і вдосконалюватися, пропонуючи нові варіанти лікування кардіологічних пацієнтів. Для медсестер та інших медичних працівників бути в курсі цих досягнень і адаптуватися до нових методик дуже важливо, щоб забезпечити оптимальний і безпечний догляд за своїми пацієнтами.

ТРАНСПЛАНТАЦІЯ СЕРЦЯ: ПРОЦЕС І ПІСЛЯОПЕРАЦІЙНИЙ ДОГЛЯД

Трансплантація серця, вражаюче досягнення медицини, часто є останнім варіантом лікування для пацієнтів з термінальною стадією серцевої недостатності. Процес є складним і передбачає мультидисциплінарну допомогу до, під час і після операції. Для медсестер глибоке розуміння процесу трансплантації та післяопераційних вимог має вирішальне значення для забезпечення добробуту та виживання пацієнта.

Процес пересадки серця
а) Оцінка та відбір:
Перед тим, як розглядати пацієнта для трансплантації, проводиться вичерпна оцінка, щоб переконатися, що він підходить як з медичної, так і з психологічної точки зору. Ця оцінка враховує ступінь тяжкості серцевої недостатності, прогноз без трансплантації та здатність пацієнта дотримуватися суворого післяопераційного режиму.

б) Чекаємо на пожертву:
Після того, як пацієнта схвалюють для трансплантації, його ставлять у лист очікування на відповідного донора. У цей період пацієнт може потребувати госпіталізації для серцевої підтримки або інших втручань для стабілізації стану.

в) Операція:
Коли сумісне серце знайдено, пацієнта швидко готують до операції. Сама трансплантація - це велика операція, під час якої хворе серце видаляється і замінюється донорським.

Післяопераційний догляд
а) Інтенсивне спостереження:
Після трансплантації пацієнта зазвичай поміщають у відділення інтенсивної терапії, де за ним ретельно спостерігають на предмет можливих ускладнень, таких як відторгнення нового органу, інфекції або проблеми з кровообігом.

б) Управління розрядами:
Одне з головних побоювань після трансплантації - ризик відторгнення нового органу імунною системою реципієнта. Щоб запобігти цьому, пацієнтам дають імуносупресивні препарати. Медсестри відіграють ключову роль в інформуванні пацієнтів про важливість цих препаратів та їхні можливі побічні ефекти.

в) Реабілітація:
Процес одужання часто включає реабілітацію, щоб допомогти пацієнту відновити сили та витривалість. Медсестри допомагають координувати та контролювати цю реабілітацію, гарантуючи, що пацієнт досягає прогресу, не перевантажуючи нове серце.

г) Довгостроковий моніторинг:
Пост-трансплантаційний моніторинг - це довічне зобов'язання. Пацієнти повинні регулярно відвідувати своїх лікарів і проходити обстеження, щоб контролювати роботу нового серця. Медсестри, які часто є першою контактною особою для пацієнтів між цими візитами, повинні бути пильними щодо ознак ускладнень або недотримання режиму лікування.

д) Емоційна підтримка:
Трансплантація серця - це емоційно насичений досвід. Медсестри часто відіграють допоміжну роль, допомагаючи пацієнтам впоратися з тривогою, депресією та психологічними проблемами, пов'язаними з такою процедурою.

Трансплантація серця, пропонуючи новий шанс на життя, супроводжується низкою викликів. Медичні сестри, які надають допомогу пацієнтам після трансплантації, повинні володіти не лише медичними знаннями, але й навичками спілкування, емпатії та підтримки, щоб допомогти своїм пацієнтам у цей період, який змінює їхнє життя.

Розділ 9

МЕНЕДЖМЕНТ СПЕЦИФІЧНІ УСКЛАДНЕННЯ

Післяопераційні аритмії

Післяопераційні аритмії - це нерегулярні серцеві ритми, які виникають після операції на серці. Вони є поширеним явищем і можуть варіюватися від легких і тимчасових до важких і потенційно смертельних. Їх походження є багатофакторним, внаслідок хірургічної травми, зміни електролітного балансу, ішемії або запалення. Розуміння аритмій є важливим для медичних працівників, особливо медсестер, щоб забезпечити оптимальний догляд за пацієнтами.

Типи післяопераційної аритмії
а) Фібриляція передсердь (ФП):
Це найпоширеніша післяопераційна аритмія після хірургічних втручань на серці, особливо після операцій на серцевому клапані. ФП може збільшити ризик інсульту і часто вимагає лікування антикоагулянтами.

б) Тріпотіння передсердь:
Подібно до ФП, тріпотіння передсердь передбачає швидку, але більш організовану електричну активність в передсердях. Воно може переходити у фібриляцію або навпаки.

в) Блокування серця:
Це можуть бути атріовентрикулярні блокади різного ступеня. У деяких випадках може знадобитися тимчасова або постійна імплантація кардіостимулятора.

г) Шлуночкова тахікардія (ШТ):
Менш поширена, ніж ФП, але потенційно більш небезпечна, ШТ може перерости у фібриляцію шлуночків, що є невідкладним станом.

Фактори ризику
Фактори, які можуть сприяти виникненню післяопераційних аритмій, включають дисбаланс електролітів (особливо калію і магнію), похилий вік, попередню серцеву недостатність, гіпертонію, а також характер і тривалість хірургічного втручання.

Догляд та підтримка
а) Спостереження:
Ретельний моніторинг має вирішальне значення. Зазвичай пацієнти перебувають під постійним спостереженням, щоб виявити будь-які порушення на ранній стадії.

б) Ліки:
Можуть бути призначені антиаритмічні препарати, такі як аміодарон. Антикоагулянти також можуть знадобитися для запобігання тромбоемболічним ускладненням.

в) Кардіоверсія:
Якщо аритмію не вдається усунути за допомогою ліків, для відновлення нормального ритму може бути проведена електрична кардіоверсія (розряд).

г) Модуляція факторів ризику:
Виправляйте електролітний дисбаланс, контролюйте біль, щоб мінімізувати стрес, і обмежте вживання кофеїну та інших стимуляторів.

Роль медичних сестер
Медсестри відіграють центральну роль у виявленні, лікуванні та інформуванні пацієнтів про післяопераційні аритмії. Вони повинні бути навчені розпізнавати аритмії на моніторах, управляти антиаритмічними препаратами, а також готуватись і надавати допомогу під час кардіоверсії. Крім того, важливою є освіта

пацієнтів щодо розпізнавання симптомів аритмії та необхідності негайного втручання.

Післяопераційні аритмії є основною проблемою після кардіохірургічних операцій. Належне та проактивне лікування може мінімізувати ускладнення та покращити результати лікування.

Серцева недостатність післяопераційний

Післяопераційна серцева недостатність - це серйозне ускладнення, яке може виникнути після операції на серці. Вона характеризується нездатністю серця перекачувати достатню кількість крові для задоволення потреб організму. Цей стан може бути наслідком різних факторів, починаючи від прямої травми серця під час операції і закінчуючи непрямими ускладненнями. Швидке та ефективне лікування цього стану має важливе значення для оптимізації результатів лікування пацієнтів.

Причини післяопераційної серцевої недостатності
а) Пряме пошкодження міокарда:
Маніпуляції або розрізи серцевого м'яза під час операції можуть тимчасово погіршити серцеву функцію.

б) Ішемія міокарда:
Недостатнє постачання кисню до серцевого м'яза, часто через оклюзію або зменшення кровотоку в коронарних артеріях, може призвести до серцевої недостатності.

в) Післяопераційна гіпертензія:
Високий кров'яний тиск після операції може збільшити навантаження на серце, викликаючи або погіршуючи серцеву недостатність.

г) Клапанні ускладнення:
Проблеми з серцевими клапанами, які існували раніше або виникли внаслідок хірургічного втручання, можуть призвести до серцевої недостатності.

д) Аритмії:
Як згадувалося вище, порушення серцевого ритму може порушити ефективність роботи серця.

Симптоми та ознаки
а) Задишка:
Задишка, особливо під час фізичних вправ або в положенні лежачи.

б) Набряк:
Набряк, зазвичай ніг, щиколоток або стоп, спричинений накопиченням рідини.

в) Втома:
Слабкість або виснаження можуть бути наслідком недостатнього надходження кисню до тканин.

г) Розтягнення яремної вени:
Може спостерігатися набряк шийних вен.

д) Легеневі хрипи:
Під час аускультації легень може бути чутно крепітацію.

Беручи на себе відповідальність
а) Ліки:
Можуть бути призначені діуретики для зменшення надлишку рідини, інотропи для посилення сили

скорочення серця та інші препарати для поліпшення роботи серця.

б) Киснева терапія:
Введення додаткового кисню може допомогти компенсувати нестачу кисню через поганий кровообіг.

в) Спостереження:
Ретельний моніторинг, включаючи ехокардіографію, електрокардіографію та інші дослідження, є важливим для оцінки та коригування лікування.

г) Інвазивні процедури:
У важких випадках можуть знадобитися шлуночкові допоміжні пристрої або навіть трансплантація серця.

Роль медичних сестер
Медичні сестри перебувають на передовій лінії у виявленні ознак післяопераційної серцевої недостатності. Вони регулярно оцінюють гемодинамічний статус пацієнта, вводять призначені ліки, відстежують побічні ефекти та реакцію на лікування, а також навчають пацієнтів та їхні сім'ї щодо домашнього догляду та моніторингу. Їхня пильність і досвід мають важливе значення для оптимізації догляду за пацієнтами з цим ускладненням.

Післяопераційна серцева недостатність, хоч і є страшним ускладненням, але при правильному лікуванні піддається лікуванню. Раннє виявлення, швидке втручання та тісна співпраця між лікарями, медсестрами та іншими медичними працівниками є запорукою оптимального результату.

Ускладнення, пов'язані з медичне обладнання (кардіостимулятори, шунти, клапани)

Медичні пристрої, такі як кардіостимулятори, шунти та серцеві клапани, зробили революцію в лікуванні серцевих захворювань. Ці життєво важливі втручання покращили і продовжили життя мільйонам пацієнтів. Однак, як і будь-яке медичне втручання, вони не позбавлені потенційних ускладнень. Розуміння та моніторинг цих ускладнень має важливе значення для забезпечення безпеки пацієнтів.

Кардіостимулятори
а) Інфекція:
Хоча і рідко, але інфікування місця імплантації є серйозним ускладненням, яке може вимагати видалення пристрою і тривалої антибіотикотерапії.

б) Переміщення зондів:
Дроти кардіостимулятора іноді можуть зміщуватися зі свого початкового положення, що вимагає повторного встановлення.

в) Розряджені батареї:
Батареї кардіостимулятора мають обмежений термін служби і потребують періодичної заміни.

г) Перешкоди:
Інші електронні або медичні пристрої, такі як дефібрилятори або певні медичні апарати, можуть перешкоджати роботі кардіостимулятора.

Коронарне шунтування
а) Оклюзія трансплантата:
З часом відведення можуть заблокуватися, що призведе до ішемії або серцевого нападу.

б) Післяопераційна кровотеча:
Будь-яка операція на серці може призвести до кровотечі, що може вимагати втручання.

в) Проблеми з легенями:
Можливі ускладнення - пневмонія та накопичення рідини в легенях.

Серцеві клапани
а) Тромбоз клапанів:
На штучних клапанах або навколо них можуть утворюватися згустки крові, які можуть перешкоджати кровотоку або викликати емболію.

б) Ендокардит:
Інфекції можуть вражати клапани, особливо штучні.

в) Клапанна дисфункція:
Клапани можуть псуватися або не функціонувати належним чином, що призводить до протікання (регургітації) або звуження (стенозу).

г) Крововилив:
Деякі пацієнти з механічними клапанами потребують пожиттєвої антикоагуляції, що підвищує ризик кровотечі.

Медичні технології в кардіології досягли величезних успіхів, пропонуючи інноваційні рішення для раніше нерозв'язних проблем із серцем. Однак життєво важливо зберігати пильність щодо можливих ускладнень. Залучення медичних працівників, зокрема медсестер, до навчання, моніторингу та ведення пацієнтів з такими пристроями має важливе значення для забезпечення не тільки довготривалості цих процедур, але й загального благополуччя пацієнта.

Розділ 10

ІНСТРУМЕНТИ ТА ТЕХНОЛОГІЇ В КАРДІОХІРУРГІЇ

Кардіомонітори та обладнання для моніторингу

Кардіомонітори та пристрої моніторингу є важливими інструментами в кардіології, що дозволяють спостерігати за електричною та гемодинамічною активністю серця в режимі реального часу. Вони використовуються в різних умовах, від післяопераційного моніторингу до відділень інтенсивної терапії та амбулаторних клінік.

Кардіомонітори
а) Електрокардіограма (ЕКГ):
Це графічне зображення електричної активності серця. Він може виявити аритмію, ознаки ішемії та інші серцеві патології.

б) Холтерівське моніторування:
Ці портативні пристрої записують ЕКГ пацієнта протягом 24 годин або більше. Їх часто використовують для виявлення переривчастих аритмій.

в) Телеметричні монітори:
Використовувані переважно в лікарнях, ці бездротові пристрої дають змогу контролювати ЕКГ пацієнтів дистанційно, як правило, з центральної станції.

Обладнання для моніторингу гемодинаміки
а) Монітори артеріального тиску:
Вони можуть бути неінвазивними (манжети) або інвазивними (артеріальні катетери).

б) Пульсоксиметри:
Ці пристрої вимірюють насиченість крові киснем, як правило, з пальця, мочки вуха або стопи.

в) Ехокардіографія:
За допомогою ультразвуку цей пристрій може візуалізувати структури серця, оцінити його функцію та виявити відхилення від норми.

г) Катетеризація серця та монітори внутрішньосерцевого тиску:
Спеціальні катетери, введені в серце, можуть вимірювати тиск у різних камерах серця.

Нові технології
а) Портативні монітори та носимі пристрої:
Пристрої, такі як смарт-годинники та кардіопластирі, тепер можуть відстежувати пульс та інші параметри в режимі реального часу, попереджаючи користувачів про будь-які порушення.

б) Системи дистанційного спостереження:
Пацієнти можуть спостерігатися вдома за допомогою пристроїв, які передають дані в режимі реального часу медичним працівникам.

Важливість моніторингу
Кардіомоніторинг має вирішальне значення не тільки для виявлення відхилень, але й для керівництва лікуванням. Медсестри, лікарі та інші медичні працівники покладаються на ці пристрої для прийняття обґрунтованих рішень щодо лікування пацієнтів.
Більше того, можливість моніторингу пацієнтів у режимі реального часу, як у лікарні, так і вдома, дає спокій пацієнтам та їхнім сім'ям, адже вони знають, що аномалії можуть бути швидко виявлені.

Кардіомонітори та пристрої моніторингу є основою сучасної кардіологічної допомоги. З розвитком технологій ці інструменти стають все більш досконалими, пропонуючи краще розуміння роботи серця і сприяючи оптимальному веденню пацієнтів.

Використання ультразвуку і доплер в операційній

Ультразвук і допплерографія посіли важливе місце в операційній, головним чином завдяки їхній здатності надавати зображення внутрішніх структур у реальному часі без використання радіації. Ці технології революціонізували інтраопераційний менеджмент, даючи хірургам і анестезіологам краще розуміння анатомії та фізіології пацієнта.

Ультразвук в операційній
а) Посібник з процедур:
Ультразвук часто використовується для проведення таких процедур, як встановлення центральних венозних катетерів, виконання пункцій або біопсій, а також для точного визначення місцезнаходження утворень або рідин.

б) Оцінка стану серця:
Трансезофагеальна ехокардіографія (ТЕхоКГ) зазвичай використовується під час операцій на серці для оцінки функції серця, наявності повітря в камерах серця або для візуалізації клапанів.

в) Оцінка стану легень:
Ультразвукове дослідження легень може допомогти виявити такі патології, як пневмоторакс, плевральний випіт або ущільнення в легенях.

Доплер в операційній
а) Оцінка кровотоку:
Доплер, який вимірює рух червоних кров'яних тілець, можна використовувати для оцінки кровотоку в судинах. Це може мати вирішальне значення під час судинної хірургії або для перевірки життєздатності пересадженого органу.

б) Виявлення стенозів або обструкцій:
Вимірюючи швидкість кровотоку, доплер може допомогти виявити та кількісно оцінити звуження в артеріях або венах.

в) Моніторинг перфузії головного мозку:
Транскраніальна допплерографія використовується під час певних операцій, щоб забезпечити належну перфузію мозку.

Переваги ультразвуку та допплерографії
а) Неінвазивний:
Ці методи не потребують інвазивної процедури, що знижує пов'язані з ними ризики.

б) Без скасування реєстрації:
На відміну від рентгенівських променів або комп'ютерної томографії, ультразвук і доплер не використовують радіацію, що особливо важливо при тривалих операціях.

в) Зображення в реальному часі:
Хірурги та анестезіологи можуть приймати рішення на основі поточної інформації, а не передопераційних знімків, які можуть більше не відображати ситуацію.

Інтеграція ультразвуку та допплерографії в операційній, безсумнівно, підвищила безпеку та ефективність хірургічних процедур. Ці інструменти відкривають пряме вікно в анатомію і фізіологію пацієнта, що дозволяє краще управляти процесом і потенційно зменшити кількість ускладнень. Як і будь-яка інша технологія, їх використання вимагає навчання і досвіду, але переваги, які вони приносять, роблять їх безцінними інструментами для хірургічної команди.

Останні інновації та їх вплив на медсестринську практику

Останніми роками світ медицини став свідком багатьох інновацій. Ці досягнення, будь то нові технології чи методики, мають глибокий вплив на медсестринську практику, трансформуючи спосіб надання медичної допомоги та покращуючи якість догляду за пацієнтами. Давайте розглянемо ці інновації та їхній вплив на медсестринську професію.

Телемедицина та дистанційна допомога
З розвитком комунікаційних технологій телемедицина стала реальністю. Для медсестер :
а) Дистанційний моніторинг: Портативні пристрої дозволяють здійснювати безперервний моніторинг різних фізіологічних параметрів, а сповіщення передаються в режимі реального часу особам, які здійснюють догляд за пацієнтом.
б) Віртуальні консультації: медсестри тепер можуть консультувати пацієнтів дистанційно, що особливо корисно для віддалених груп населення або людей з обмеженою мобільністю.

Штучний інтелект (ШІ) та аналіз даних
а) Діагностична допомога: складні алгоритми можуть допомогти виявити аномалії в даних пацієнта, надаючи цінну підтримку в діагностичному процесі.
б) Кейсменеджмент: системи ШІ можуть автоматизувати певні адміністративні завдання, звільняючи час для безпосереднього догляду за пацієнтами.

Робототехніка та автоматизація
а) Роботи-помічники: у деяких лікарнях роботи допомагають медсестрам у транспортуванні ліків чи

обладнання, або навіть у виконанні таких завдань, як дезінфекція.
б) Роботизована хірургія: хоча цією технологією зазвичай керують хірурги, медсестри повинні бути навчені специфіці роботизованої допомоги, особливо щодо підготовки та обслуговування.

Навчання та віртуальна реальність
а) Симуляції: Медсестри можуть практикувати складні процедури у віртуальному середовищі, перш ніж виконувати їх на реальних пацієнтах.
б) Моніторинг навичок: системи віртуальної реальності можуть оцінювати навички медсестер в режимі реального часу, що дозволяє постійно вдосконалювати їх.

Інновації в медицині та лікуванні
Досягнення в геноміці та персоналізованій фармакології означають, що лікування може бути адаптоване до конкретної людини. Медсестри відіграють важливу роль у моніторингу реакції пацієнта та управлінні побічними ефектами.

Вплив на медсестринську практику
а) Вимоги до навчання: необхідність постійного навчання, щоб йти в ногу з новітніми технологіями.
б) Покращення якості медичної допомоги: інновації можуть дозволити виявити проблеми на ранній стадії і зробити втручання більш ефективним.
в) Нові етичні виклики: технології ставлять питання про конфіденційність пацієнтів, безпеку даних і рівний доступ до медичної допомоги.

Інновації в медицині та технологіях докорінно змінили професію медсестри. Хоча ці досягнення відкривають багато можливостей для покращення догляду за пацієнтами, вони також вимагають від медсестер постійної адаптації, набуття нових навичок і вирішення нових завдань. Однак в основі цих змін залишається непорушною суть медсестринської професії - співчуття, емпатія і прагнення до благополуччя пацієнтів.

Розділ 11

БЕЗПЕКА ПАЦІЄНТА ТА ПРОФІЛАКТИКА ІНФЕКЦІЙ

Інфекції, пов'язані з наданням медичної допомоги та їх профілактика

Інфекції, пов'язані з наданням медичної допомоги (ІПМД), є серйозною проблемою в медичних закладах. Вони виникають, коли пацієнт інфікується під час надання медичної допомоги. ІСМП можуть мати серйозні наслідки - від тривалої госпіталізації до незворотних наслідків і навіть смерті. Розуміння їхнього походження та механізмів є важливим для впровадження ефективних профілактичних заходів.

Витоки МСБО
Інфекції можуть бути викликані різними мікроорганізмами, включаючи бактерії, віруси та грибки. У медичному середовищі :
а) **Ендогенна флора:** пацієнти природно є носіями мікроорганізмів, які за певних обставин можуть стати патогенними.
б) **Перехресна передача: медперсонал** може ненавмисно переносити мікроорганізми від одного пацієнта до іншого.
в) **Середовище** лікарні: поверхні, повітря і вода можуть бути забруднені і стати джерелами інфекції.

Поширені типи МСФЗ
а) **Інфекції операційного поля:** виникають після хірургічного втручання.
б) **Катетер-асоційовані інфекції:** зокрема, інфекції місця введення або кровотоку, пов'язані з центральними венозними катетерами.
в) **Вентиляційно-асоційована пневмонія:** у пацієнтів, які перебувають на штучній вентиляції легень.
г) Інфекції сечовивідних шляхів, пов'язані з катетеризацією сечового міхура.

Профілактика HCAI

а) Гігієна рук: регулярне і ретельне миття рук - найефективніший спосіб запобігти передачі інфекції.

б) Носіння засобів індивідуального захисту: рукавички, маски, халати та окуляри можуть захистити як доглядальника, так і пацієнта.

в) Асептичні методи: при проведенні інвазивних процедур забезпечити стерильне середовище.

г) Прибирання та дезінфекція: регулярне прибирання поверхонь та медичного обладнання.

д) Навчання та інформування: регулярно інформувати та навчати медичний персонал щодо належної практики.

f) Епіднагляд та аудит: швидко виявляти спалахи інфекції та вживати заходів.

g) Вакцинація: захист пацієнтів і персоналу від певних інфекцій.

з) Ізоляційні заходи: Для пацієнтів, інфікованих або колонізованих резистентними або високотрансмісивними мікроорганізмами.

Інфекції, пов'язані з наданням медичної допомоги, є серйозною проблемою для громадського здоров'я та безпеки пацієнтів. Профілактика базується на поєднанні простих і складних заходів, до яких залучається весь медичний персонал. Завдяки постійній пильності, безперервному навчанню та культурі безпеки можна значно знизити ризик виникнення ІСМП та гарантувати кращу якість медичної допомоги для всіх пацієнтів.

Протоколи асептики та стерилізації в кардіохірургії

Асептика і стерилізація в кардіохірургії мають вирішальне значення для запобігання післяопераційним інфекціям. Суворий протокол має важливе значення для гарантування безпеки пацієнта. Цілісність цих протоколів гарантує відсутність контамінації під час операції.

Протокол асептики
а) Миття рук: першим кроком є ретельне миття рук, що триває від 2 до 6 хвилин, з використанням хірургічної техніки зі спеціальною щіткою та відповідним антисептиком.
б) Носіння стерильного одягу: хірургічний одяг, що складається з халата, маски, шапочки і стерильних рукавичок, є необхідним. Для процедур з високим ризиком рекомендується використовувати подвійні рукавички.
в) Підготовка пацієнта: Хірургічну ділянку голять (за необхідності), а потім очищають антисептичним розчином, найчастіше на основі йоду або хлоргексидину.
г) Використання стерильних штор: їх розміщують навколо операційної зони, щоб створити стерильний простір.
д) Асептичне поводження: з будь-яким матеріалом або інструментом, що потрапляє в стерильне поле, необхідно поводитися асептично.

Протокол стерилізації
а) Попереднє очищення: перед стерилізацією інструменти повинні бути ретельно очищені. Інструменти замочують і чистять щіткою, щоб видалити будь-які залишки.

б) Автоклавування: хірургічні інструменти поміщають в автоклав, який використовує пару під тиском для знищення мікроорганізмів.

с) Газ оксид етилену: для інструментів, які не можна автоклавувати, наприклад, певні електронні або пластикові компоненти.

г) Перевірка стерильності: після стерилізації проводиться перевірка, як правило, з використанням хімічних або біологічних індикаторів, щоб переконатися, що процес був ефективним.

д) Зберігання: стерилізовані інструменти слід зберігати в чистому, сухому, захищеному від пилу місці.

f) Поводження після стерилізації: Стерилізовані інструменти обробляються обережно, щоб уникнути їхнього забруднення перед використанням.

Особливості кардіохірургії

У кардіохірургії певні елементи обладнання, такі як канюлі, контури підтримки кровообігу або кардіостимулятори, потребують особливої уваги, коли йдеться про стерилізацію. Більше того, враховуючи складність деяких процедур, хірургічна бригада повинна переконатися, що кожен її член добре поінформований і навчений протоколам асептики та стерилізації.

Скрупульозне дотримання протоколів асептики та стерилізації в кардіохірургії є життєво важливим. Найменший збій може призвести до серйозних ускладнень для пацієнта. Кожен член хірургічної команди відіграє вирішальну роль у гарантуванні безпеки та успіху операції.

Управління ситуаціями забруднення або медичні помилки

Управління ситуаціями, пов'язаними із забрудненням або медичними помилками, є серйозним викликом для закладів охорони здоров'я. Хоча такі події трапляються рідко, вони можуть мати драматичні наслідки для пацієнтів і призвести до втрати довіри до системи охорони здоров'я. Систематичний, прозорий і турботливий підхід до управління такими ситуаціями має важливе значення.

Визнання та оцінка
а) Швидка ідентифікація: щойно виникла підозра або виявлена помилка, необхідно негайно повідомити про це медичну бригаду.
б) Клінічна оцінка стану пацієнта: Пацієнта необхідно негайно оцінити, щоб визначити серйозність ситуації та необхідні втручання.

Комунікація
а) Інформування пацієнта: необхідно проінформувати пацієнта або його сім'ю у прозорий, чесний і співчутливий спосіб, пояснивши, що сталося, наслідки і подальші кроки.
б) Внутрішня звітність: Про медичні помилки та забруднення необхідно повідомляти з використанням внутрішніх систем закладу для забезпечення відстеження та подальшого аналізу.

Медичне втручання
а) Негайне лікування: залежно від характеру помилки або забруднення може знадобитися медичне втручання для стабілізації стану пацієнта або запобігання ускладненням.

б) Подальше спостереження: Пацієнти повинні проходити регулярне спостереження для виявлення та лікування будь-яких наслідків.

Аналіз події
а) Аналітична нарада: нарада команди організовується для того, щоб зрозуміти ланцюжок подій, які призвели до помилки або забруднення.
б) Системний підхід: помилки, як правило, є результатом низки системних збоїв, а не виною окремої особи. Важливо застосовувати системний підхід для виявлення першопричин.

Коригувальні заходи
а) Процедурні вдосконалення: На основі аналізу події можуть знадобитися зміни до протоколів і процедур, щоб запобігти повторенню помилки.
б) Навчання: Командам може знадобитися додаткове навчання, щоб уникнути подібних помилок у майбутньому.

Психологічна підтримка
а) Для пацієнта: Переживання медичної помилки або зараження може бути травматичним. Пацієнтам та їхнім сім'ям повинна бути запропонована психологічна підтримка.
б) Для медичної команди: медичні працівники можуть відчувати провину, стрес або тривогу. Їм також необхідно надати психологічну підтримку та форум для обговорення.

Управління ситуаціями, пов'язаними із забрудненням або медичними помилками, вимагає багатовимірного реагування, зосередженого на пацієнті, але також уважного ставлення до благополуччя медичної бригади. Прозорість, емпатія і прагнення до постійного вдосконалення систем охорони здоров'я мають важливе значення для відновлення довіри і забезпечення безпеки пацієнтів у майбутньому.

Розділ 12

ФАРМАКОЛОГІЯ В КАРДІОХІРУРГІЇ

Кардіотропні препарати та їх адміністрування

Кардіотропні препарати - важливий клас ліків у кардіології. Вони цілеспрямовано впливають на серце та кровоносні судини для лікування різних серцевих захворювань, покращуючи якість життя пацієнтів і, в багатьох випадках, збільшуючи тривалість їхнього життя.

Вступ до кардіотропних препаратів

Кардіотропні лікарські засоби призначені для впливу на серцеву функцію. Незалежно від того, чи застосовуються вони для регулювання частоти серцевих скорочень, збільшення або зменшення сили скорочень або впливу на артеріальний тиск, ці препарати відіграють фундаментальну роль у лікуванні серцевих захворювань.

Категоризація кардіотропних лікарських засобів

Інотропи: Ці препарати впливають на силу скорочення серцевого м'яза.

Приклади: дигоксин, добутамін.

Хронотропні: впливають на частоту серцевих скорочень.

Приклади: атропін (позитивний), пропранолол (негативний).

Дромотропи: Ці препарати впливають на швидкість електричної провідності в серці.

Приклади: бета-блокатори, верапаміл.

Судинорозширювальні засоби: розширюють кровоносні судини, знижуючи периферичний опір і артеріальний тиск.

Приклади: нітрати, дилтіазем.

Діуретики: збільшують вироблення сечі, допомагаючи зменшити навантаження на серце за рахунок зменшення об'єму крові.

Приклади: фуросемід, гідрохлоротіазид.

Адміністрування та нагляд
Прийом кардіотропних препаратів потребує особливої уваги та регулярного моніторингу через їх безпосередній вплив на серцеву функцію.

Дозування: дуже важливо застосовувати правильну дозу, оскільки недостатня доза може бути неефективною, тоді як передозування може спричинити серйозні побічні ефекти.

Шляхи введення: деякі препарати вводяться перорально, інші - внутрішньовенно, а треті - більш спеціалізованими методами. Шлях введення обирається відповідно до стану пацієнта та швидкості необхідної дії.

Моніторинг: слід регулярно контролювати життєво важливі показники, зокрема артеріальний тиск, частоту серцевих скорочень і дихання. Також можуть знадобитися аналізи крові для контролю рівня препарату або виявлення можливих побічних ефектів.

Взаємодія з іншими **лікарськими засобами:** багато кардіотропних препаратів можуть взаємодіяти з іншими лікарськими засобами, що вимагає ретельного контролю за призначенням та моніторингу.

Кардіотропні препарати є незамінними засобами в лікуванні серцевих захворювань. Однак їхня ефективність залежить від правильного застосування, ретельного моніторингу та глибокого розуміння механізму їхньої дії і потенційних взаємодій.

Взаємодія та моніторинг побічні ефекти

Взаємодія лікарських засобів та моніторинг побічних ефектів є ключовими факторами в управлінні пацієнтами, які проходять кардіотропне лікування, та й взагалі будь-яке медикаментозне лікування. Здатність передбачати, ідентифікувати та контролювати ці фактори може не тільки оптимізувати ефективність лікування, але й запобігти потенційно серйозним ускладненням.

Взаємодія з іншими лікарськими засобами
Взаємодія лікарських засобів відбувається, коли дія одного препарату змінюється під впливом іншого препарату, їжі, напою або речовини. Вони можуть посилювати або послаблювати терапевтичний ефект або спричиняти нові небажані ефекти.

 Типи взаємодій :
  Синергізм: два препарати діють разом для отримання сильнішого або додаткового ефекту.
  Антагоністи: Один препарат знижує ефективність іншого.
  Метаболічні зміни: деякі ліки можуть впливати на те, як інші ліки метаболізуються в організмі.
 Профілактика
  Дуже важливо знати про всі ліки та харчові добавки, які приймає пацієнт.
  Бази даних про наркотики та сучасні ІТ-інструменти можуть допомогти виявити потенційні взаємодії.

Менеджмент:
> Якщо виявлено взаємодію, може знадобитися коригування дози або заміна препарату.
> Часто потрібен ретельний клінічний моніторинг, щоб переконатися, що пацієнт залишається стабільним.

Моніторинг побічних ефектів
Кожен лікарський засіб може викликати побічні ефекти, деякі з них незначні, інші - більш серйозні.

Ідентифікація :
> Відкрите спілкування з пацієнтом є дуже важливим. Слід заохочувати їх повідомляти про будь-які незвичні симптоми.
> Регулярні обстеження, зокрема аналізи крові, можуть бути необхідними для деяких ліків, щоб виявити відхилення від норми до того, як вони стануть проблемою.

Менеджмент:
> Якщо виявлено побічний ефект, необхідно оцінити його серйозність. У деяких випадках достатньо простого спостереження, в інших може знадобитися корекція лікування або госпіталізація.
> Навчання пацієнтів є дуже важливим. Вони повинні бути поінформовані про потенційні побічні ефекти ліків і про те, що робити, якщо вони виникають.

Взаємодія лікарських засобів та побічні ефекти можуть створювати проблеми для медичного менеджменту, але за умови належного моніторингу, ефективної комунікації та належного інформування пацієнтів ці проблеми можна подолати, забезпечивши найкращий догляд за пацієнтами.

Антикоагулянти та антитромботики: управління та моніторинг

Антикоагулянти та антитромботики є важливими лікарськими засобами для профілактики та лікування утворення згустків крові в судинах або серці. Їх застосування вимагає особливої уваги та ретельного моніторингу, оскільки надмірна або недостатня антикоагуляція може призвести до серйозних ускладнень.

Антикоагулянти та антитромботики: огляд
- **Мета:** Мета цих препаратів - знизити ризик утворення тромбів (згустків крові), які можуть призвести до інсультів, інфарктів або емболій.
- Основні агенти:
  - **Антикоагулянти:** Гепарин, варфарин, дабігатран, ривароксабан.
  - Антиагреганти (підклас антитромботичних засобів): Аспірин, клопідогрель, прасугрель.

Управління антикоагулянтами та антитромботиками
- **Визначення дози:** дозу слід коригувати відповідно до стану пацієнта, патології, яку необхідно лікувати, та інших факторів, таких як вага та вік.
- **Тривалість лікування:** деякі пацієнти потребують лікування протягом усього життя, в той час як інші потребують його лише протягом обмеженого періоду.
- **Регулярний моніторинг:** у пацієнтів, які приймають варфарин, наприклад, слід регулярно перевіряти протромбіновий час (МНВ), щоб переконатися, що рівень антикоагуляції є адекватним.

Моніторинг побічних ефектів

Кровотеча: Це найпоширеніший побічний ефект. Пацієнтам слід повідомити про ознаки, на які слід звернути увагу, наприклад, незвичні синці, кров у сечі чи калі або тривалу кровотечу після травми.

Взаємодія з лікарськими засобами: багато ліків можуть взаємодіяти з антикоагулянтами, підвищуючи або знижуючи їхню ефективність. Важливо постійно оновлювати всі супутні методи лікування.

Інші побічні ефекти: у деяких пацієнтів можуть спостерігатися алергічні реакції, проблеми з печінкою або інші симптоми. Важливо повідомляти лікаря про будь-які незвичні симптоми.

Навчання пацієнтів

Ознаки кровотечі: важливо проінформувати пацієнтів про ризики кровотечі та ознаки, на які слід звернути увагу.

Регулярний моніторинг: Пацієнти повинні розуміти важливість регулярних перевірок, таких як аналізи крові для контролю ефективності та безпеки лікування.

Спосіб життя: може знадобитися надання рекомендацій щодо дієти, фізичної активності та інших аспектів способу життя для мінімізації ризиків.

Управління та моніторинг антикоагулянтів і антитромботичних засобів мають вирішальне значення для оптимізації їхніх переваг при мінімізації пов'язаних з ними ризиків. Прозора комунікація між медичним працівником і пацієнтом, а також відповідна освіта є ключем до успішної терапії.

Розділ 13

ЛІКУВАННЯ БОЛЮ В КАРДІОХІРУРГІЇ

Оцінка болю та шкали

Оцінка болю є фундаментальним кроком у клінічному лікуванні будь-якого пацієнта. Біль, який часто називають "п'ятим життєвим показником", є суб'єктивним і унікальним для кожної людини. Проте його кількісна оцінка необхідна для того, щоб персоналізувати та скоригувати лікування. Для максимально об'єктивної оцінки цього чуттєвого та емоційного досвіду були розроблені численні шкали.

Важливість оцінки болю
Оцінка болю дозволяє :
- Зрозуміти інтенсивність і характер болю, який відчуває пацієнт.
- Адаптуйте та керуйте терапевтичним планом.
- Моніторинг прогресування болю та ефективності втручань.

Шкала оцінки болю
- **Візуально-аналогова шкала (ВАШ):** це 10-сантиметрова лінійка без цифр, від "немає болю" до "нестерпний біль". Пацієнт відмічає інтенсивність болю на лінійці.
- **Числова шкала (EN):** Пацієнтів просять кількісно оцінити свій біль за шкалою від 0 (відсутність болю) до 10 (максимально можливий біль).
- **Проста** вербальна **шкала (EVS):** пацієнт описує рівень болю, використовуючи заздалегідь визначені терміни, такі як "немає", "легкий", "помірний" або "сильний".
- **Шкала болю для дітей :** Діти можуть мати труднощі з використанням традиційних шкал. Шкала облич (наприклад, шкала Вонга-Бейкера) дозволяє дітям вибрати обличчя, що відповідає їхньому рівню болю.

Шкала для некомунікабельних людей: Для пацієнтів, які не можуть висловити свою думку (новонароджені діти, деякі пацієнти похилого віку, пацієнти з неврологічними захворюваннями тощо), були розроблені інші шкали. Ці шкали, такі як шкала FLACC (Обличчя, ноги, активність, плач, розрада), оцінюють біль, спостерігаючи за поведінкою та реакціями пацієнта.

Інші міркування щодо оцінки

Характер і локалізація: важливо зрозуміти тип болю (тупий, колючий, пекучий тощо) і його локалізацію, щоб визначитись з діагнозом і лікуванням.

Фактори, що провокують або посилюють біль: Розуміння того, що посилює або зменшує біль, може допомогти скоригувати лікування.

Вплив на повсякденне життя: Як біль впливає на сон, апетит, настрій або здатність виконувати повсякденні справи?

Оцінка болю є ключовим елементом комплексного догляду за пацієнтом. Використовуючи відповідні шкали та дізнаючись більше про переживання болю пацієнтом, медичні працівники можуть персоналізувати втручання та максимізувати комфорт і благополуччя пацієнта.

Фармакологічні методи та нефармакологічні

Лікування болю, як гострого, так і хронічного, ґрунтується на широкому спектрі методів, як фармакологічних, так і нефармакологічних. Ці методи можна використовувати окремо або в комбінації, щоб забезпечити оптимальне знеболення, пристосоване до індивідуальних особливостей пацієнта.

Фармакологічні методи
- **Неопіоїдні анальгетики:** ці препарати, такі як парацетамол і нестероїдні протизапальні препарати (НПЗП), використовуються для лікування легкого та помірного болю.
- **Опіоїди:** використовуються для лікування помірного та сильного болю, до них належать, зокрема, морфін, кодеїн та оксикодон.
- **Місцеві анестетики:** тимчасово блокують чутливість у певній частині тіла. Прикладами є лідокаїн і бупівакаїн.
- **Ко-анальгетики або ад'юванти:** Це препарати, які не є анальгетиками, але за певних умов мають знеболювальні властивості. До них відносяться деякі протисудомні препарати, антидепресанти та міорелаксанти.
- Кортикостероїди: їх можна використовувати для зменшення запалення і болю, особливо у випадках запалення суглобів або нервів.

Немедикаментозні методи
- **Фізична терапія:** такі методи, як тепло, холод, масаж, ультразвукова терапія та транскутанна електрична стимуляція нервів (TENS) можуть допомогти полегшити біль.
- **Вправи:** відповідні, цілеспрямовані рухи можуть зменшити біль, покращити рухливість і зміцнити м'язи.
- **Голковколювання:** ця давня китайська техніка використовує тонкі голки, що вводяться в певні точки, щоб збалансувати енергетичні потоки і зменшити біль.
- **Біологічний зворотний зв'язок: це** техніка, за допомогою якої пацієнт вчиться контролювати певні фізіологічні функції для полегшення болю.
- **Когнітивно-поведінкова терапія (КПТ):** цей терапевтичний підхід допомагає пацієнтам

розпізнати і змінити негативні стереотипи мислення, пов'язані з їхнім болем.

Медитація і релаксація: ці методи допомагають зменшити стрес і напругу, які можуть посилити біль.

Методи відволікання: концентрація на позитивній діяльності або думках може відволікти увагу від болю.

Сенсорна терапія: як і масаж або рефлексотерапія, вона може розслабити і зняти напругу.

Лікування болю є важливим аспектом догляду за пацієнтами. Поєднуючи фармакологічні та нефармакологічні методи, медичні працівники можуть запропонувати більш цілісний та індивідуальний підхід до лікування болю, беручи до уваги як фізичний, так і емоційний стан пацієнта.

Хронічний післяопераційний біль: розпізнавання та лікування

Хронічний післяопераційний біль - це проблема, з якою стикається значна частина пацієнтів після хірургічного втручання. Його персистенція після закінчення очікуваного періоду одужання є проблемою як для пацієнта, так і для медичної команди. Розпізнавання та управління цим болем має вирішальне значення для благополуччя та одужання пацієнта.

Розпізнавання хронічного післяопераційного болю
1. Визначення: Хронічний післяопераційний біль - це біль, який зберігається більше трьох місяців після операції без будь-якої іншої видимої причини.
2. Ознаки та симптоми: може проявлятися постійним або періодичним болем, підвищеною чутливістю

прооперованої ділянки, посиленням болю при дотику або порушенням нормальних функцій.
3. Оцінка: регулярна оцінка болю з використанням стандартизованих шкал та опитувальників допомагає виявити та кількісно оцінити біль.

Фактори ризику
1. Тип операції: деякі процедури, такі як торакальна хірургія, з більшою ймовірністю можуть призвести до хронічного післяопераційного болю.
2. Історія болю: пацієнти, які страждали від хронічного болю до операції або які відчували інтенсивний гострий біль після операції, знаходяться в групі підвищеного ризику.
3. Психологічні фактори: тривога, депресія або низька стійкість до болю можуть збільшити ризик хронічного болю.

Догляд та підтримка
1. Фармакологічний підхід: можна використовувати анальгетики, включаючи опіоїди, НПЗП, протисудомні препарати та антидепресанти. Рецепт повинен бути адаптований до індивідуальних особливостей пацієнта.
2. Фізичні методи лікування: фізіотерапія, вправи, TENS та інші методи можуть допомогти впоратися з болем.
3. Інтервенційні втручання: нервові блокади, ін'єкції або навіть хірургічне втручання можуть бути розглянуті для лікування основної причини.
4. Психологічний підхід: КПТ, релаксація та інші види терапії можуть допомогти впоратися зі стресом, тривогою та депресією, пов'язаними з болем.
5. Додаткові підходи: акупунктура, масаж і медитація також можуть бути корисними.

Освіта та моніторинг
Дуже важливо інформувати пацієнтів про післяопераційний біль, фактори ризику та методи лікування. Регулярний моніторинг дозволяє коригувати лікування та швидко виявляти будь-які ускладнення або нові причини болю.

Хронічний післяопераційний біль - це медична проблема, яка вимагає мультидисциплінарного підходу. Раннє лікування, розпізнавання факторів ризику, відповідне навчання та ретельне спостереження мають важливе значення для забезпечення найкращої якості життя пацієнта.

Розділ 14

МІЖНАРОДНИЙ ТА КАРДІОХІРУРГІЇ

Участь у місіях або за кордоном

Участь у гуманітарних місіях або робота за кордоном - це досвід, який пропонує медсестрам унікальну і збагачуючу перспективу. Працюючи в умовах, відмінних від їхнього звичного середовища, медсестри не тільки набувають нових навичок, але й розвивають глибше розуміння глобальних проблем охорони здоров'я.

Причини цих місій

Альтруїстична прихильність: багатьма керує бажання допомогти вразливим верствам населення, надати допомогу там, де вона найбільш необхідна, і зробити відчутні зміни в житті людей.

Набуття навичок: ці місії дають можливість розвинути нові клінічні навички, навчитися лікувати рідкісні хвороби або хвороби, характерні для певних регіонів, а також працювати в іноді небезпечних умовах.

Культурне збагачення: робота за кордоном або в гуманітарній місії дозволяє зануритися в нову культуру, зрозуміти інші способи життя і розширити свій кругозір.

Підготовка та планування

Пошук і відбір: важливо знайти організацію або програму, яка відповідає вашим цінностям і навичкам. Деякі з них зосереджуються на наданні невідкладної допомоги, тоді як інші - на охороні здоров'я чи освіті в громаді.

Навчання: перед від'їздом медсестрам може знадобитися спеціальне навчання, наприклад, курси з тропічних хвороб, медицини подорожей або міжнародної охорони здоров'я.

Логістичні міркування: необхідно взяти до уваги щеплення, візи, проживання та інші практичні моменти.

Виклики та винагороди

Обмежені ресурси: робота у віддалених районах або в гуманітарних ситуаціях може означати, що доводиться стикатися з нестачею обладнання, медикаментів або персоналу.

Мовні та культурні бар'єри: спілкування може бути складним, тому важливо поважати і розуміти місцеву культуру.

Емоційна стійкість: медсестри можуть стикатися з ситуаціями, що розбивають серце, вимагаючи душевних сил і адекватної підтримки.

Позитивний вплив: незважаючи на труднощі, багато медсестер повертаються з цих місій з новою любов'ю до своєї професії, незабутніми спогадами та задоволенням від того, що вони зробили позитивний внесок.

Перспективи на майбутнє

- Участь у гуманітарних або закордонних місіях також може відкрити двері до лідерських ролей, спеціалізацій або можливостей подальшого навчання. Це досвід, який ті, хто вирішив стати на цей шлях, часто називають безцінним, хоча іноді й важким.

Незалежно від того, чи це бажання допомагати, чи потреба в пригодах, чи поєднання обох факторів, участь у гуманітарних місіях або робота за кордоном дає медсестрам унікальну можливість розширити свої професійні та особисті горизонти. Збагачуючи розум і дух, цей досвід часто переосмислює те, як медсестри сприймають і практикують свою професію.

Відмінності на практиці та етики на міжнародній арені

Кардіохірургія, як і інші медичні дисципліни, може значно відрізнятися в різних частинах світу не тільки з точки зору практики, але й з точки зору етики. Говорячи про міжнародні відмінності, важливо визнати, що на ці варіації може впливати сукупність культурних, економічних, політичних і соціальних факторів.

Відмінності на практиці

Методи і процедури: Хірургічні методи, що застосовуються, можуть відрізнятися залежно від наявної підготовки, медичних традицій і доступних технологій.

Доступ до ресурсів: у країнах, що розвиваються, доступ до найсучаснішого обладнання та ліків може бути обмеженим, що впливає на спосіб надання медичної допомоги.

Навчання та спеціалізація: шляхи навчання та спеціалізації можуть значно відрізнятися, оскільки країни роблять акцент на різних навичках та галузях знань.

Ролі медичних працівників: у деяких культурах медсестри можуть мати більш широкі або більш обмежені ролі, залежно від їхньої підготовки та місцевих традицій.

Етичні відмінності

Інформована згода: хоча концепція інформованої згоди є універсальною, способи її отримання та оцінки можуть відрізнятися. У деяких культурах може бути звичайною практикою консультуватися з родиною перед прийняттям медичних рішень, тоді як в інших автономія пацієнта має першочергове значення.

Питання кінця життя: на рішення про реанімацію, припинення лікування або паліативну допомогу можуть впливати релігійні або культурні переконання.

Конфіденційність: Очікування щодо конфіденційності та обміну інформацією можуть відрізнятися, особливо в культурах, де сім'ї відіграють центральну роль у догляді за пацієнтами.

Пріоритети в наданні допомоги: У певних умовах, коли ресурси обмежені, можуть прийматися складні рішення про те, хто отримає лікування, на основі інших критеріїв, окрім суто медичних, таких як вік або соціальний статус.

Орієнтуючись у відмінностях

Для медичних працівників, які працюють на міжнародному рівні або співпрацюють з колегами з інших країн, вкрай важливо :

Бути поінформованим: Розуміти місцевий контекст, медичні практики та етичні нюанси.

Слухати: Будьте відкриті до поглядів і досвіду інших, визнаючи, що не завжди існує єдиний "правильний" спосіб робити речі.

Співпрацювати: працювати разом, щоб ділитися знаннями, поважати різні підходи та знаходити рішення, які зосереджені на благополуччі пацієнта.

Міжнародні відмінності в практиці та етиці відображають різноманітність і складність світу, в якому ми живемо. Розуміючи і поважаючи ці відмінності, медичні працівники можуть надавати більш співчутливу, ефективну і чуйну допомогу пацієнтам у всьому світі.

Міжнародні обміни та співпраця для покращення вашої практики

Світ охорони здоров'я характеризується постійними інноваціями та змінами, і це особливо актуально в галузі кардіохірургії, де регулярно з'являються нові методики та технології. Кардіохірургічні медсестри, окрім своєї важливої ролі в роботі з пацієнтами, можуть отримати велику користь від міжнародних обмінів і співпраці, які збагатять їхню практику.

Професійні обміни
- Програми обміну :
- Міжнародні програми обміну пропонують медсестрам можливість вивчати нові методи та підходи, працюючи в різних контекстах.
- Вони дозволяють зануритися в інші культури охорони здоров'я, сприяючи глибшому розумінню глобальної системи охорони здоров'я.
- Конференції та семінари :
- Участь у міжнародних конференціях дозволяє не лише здобути нові знання, а й налагодити зв'язки з професіоналами з усього світу.
- Семінари та воркшопи пропонують можливості для безперервної освіти та розвитку навичок.

Наукова співпраця
- Спільні дослідницькі проекти:
- Міжнародна співпраця може сприяти спільним дослідницьким проектам, уможливлюючи обмін даними та результатами досліджень.

Спільні дослідження збільшують обсяг і вплив досліджень, сприяючи загальному розвитку дисципліни.

Публікації

Публікуючи статті в міжнародних журналах, ви можете поділитися власним досвідом і дослідженнями з широкою аудиторією.

Читання міжнародних публікацій пропонує різні точки зору та актуальну інформацію про досягнення в цій галузі.

Співпраця для навчання та освіти

Спільне використання освітніх ресурсів :

Міжнародна співпраця дає можливість обмінюватися освітніми ресурсами, такими як модулі електронного навчання, тематичні дослідження та навчальні матеріали, а також отримувати до них доступ.

Програми наставництва :

Міжнародні програми наставництва дозволяють медсестрам скористатися досвідом і порадами досвідчених професіоналів з усього світу.

Розробка протоколів та настанов

Спільна розробка протоколів :

Співпраця з міжнародними колегами над розробкою протоколів та клінічних настанов може допомогти забезпечити передовий рівень надання медичної допомоги у світовій практиці.

У все більш взаємопов'язаному світі можливості міжнародного обміну та співпраці є не тільки доступними, але й необхідними для збагачення практики медичних сестер кардіохірургії. Вони дають можливість вчитися, обмінюватися знаннями та навичками і, зрештою, сприяють покращенню догляду за пацієнтами в усьому світі.

Розділ 15

ХАРЧУВАННЯ ТА ГІГІЄНА ХАРЧУВАННЯ У КАРДІОЛОГІЧНИХ ПАЦІЄНТІВ

Важливість харчування у відновленні та профілактиці

Харчування відіграє вирішальну роль у здоров'ї серця як для тих, хто вже переніс операцію на серці, так і для тих, хто прагне запобігти серцевим захворюванням. Взаємозв'язок між харчуванням, післяопераційним відновленням і профілактикою серцевих захворювань є тісним і складним, відображаючи те, як наш раціон впливає на всі аспекти нашого самопочуття.

Харчування та післяопераційне відновлення
  Загоєння ран:
- Після операції організм потребує особливих поживних речовин, щоб допомогти відновити тканини. Якісні білки, вітаміни, такі як вітамін С, і мінерали, такі як цинк, необхідні для оптимального загоєння.

  Енергія та сила :
- Післяопераційне відновлення може бути виснажливим. Багата на поживні речовини дієта забезпечує енергією, необхідною для відновлення сил і витривалості пацієнтів.

  Імунна функція :
- Корисні жири, білки, вітаміни та мінерали допомагають зміцнити імунну систему, знижуючи ризик післяопераційних інфекцій.

Харчування та профілактика серцевих захворювань
  Зниження рівня холестерину :
- Дієта з низьким вмістом насичених і трансжирів у поєднанні з продуктами, багатими на клітковину, може допомогти знизити рівень холестерину в крові, який є основним фактором ризику серцевих захворювань.

Контроль артеріального тиску:
Дієти, багаті на фрукти, овочі, цільні зерна і низький вміст натрію, допомагають підтримувати здоровий кров'яний тиск, тим самим захищаючи серце.

Управління вагою :
Підтримання здорової ваги має вирішальне значення для здоров'я серця. Збалансоване харчування в поєднанні з регулярною фізичною активністю може допомогти досягти і підтримувати оптимальну вагу.

Зменшення запалення :
Певні продукти, наприклад, багаті на омега-3, мають природні протизапальні властивості, які можуть допомогти знизити ризик серцевих захворювань.

Спеціальне харчування для пацієнтів із захворюваннями серця

Контроль натрію :
Пацієнтам, які страждають на серцеву недостатність або гіпертонію, особливо важливо стежити за споживанням натрію, щоб уникнути перевантаження рідиною і підвищеного артеріального тиску.

Антиоксиданти та фітонутрієнти:
Фрукти, овочі та інші рослинні джерела багаті на антиоксиданти та фітонутрієнти, які захищають серце від окислювального пошкодження.

Харчування є фундаментальною основою здоров'я серця. Незалежно від того, чи сприяє воно швидкому і повному відновленню після операції, чи запобігає серцевим захворюванням, здорове, збалансоване харчування - це інвестиція в довгострокове здоров'я. Пацієнтам з кардіологічними захворюваннями тісна співпраця з дієтологами та медичними працівниками може допомогти розробити план харчування, адаптований до їхніх конкретних потреб.

Конкретні дієтичні поради для кардіологічних пацієнтів

Харчування відіграє життєво важливу роль у лікуванні та профілактиці серцевих захворювань. Вибір дієти може впливати на багато факторів ризику, таких як рівень холестерину, артеріальний тиск, запалення та ожиріння. Для пацієнтів із серцевими захворюваннями дотримання кардіо-здорової дієти є вкрай важливим. Ось кілька рекомендацій для таких пацієнтів.

Обмежте сіль :
   Зменшіть споживання солі, щоб допомогти контролювати гіпертонію. Надавайте перевагу домашній їжі та обмежте вживання оброблених продуктів, які часто містять багато натрію.

Їжте здорові жири:
   Віддавайте перевагу ненасиченим жирам, які містяться в оливковій, рапсовій та соняшниковій оліях. Включіть в раціон джерела омега-3, такі як лосось, лляне насіння і волоські горіхи. Обмежте насичені жири та уникайте транс-жирів.

Додайте більше фруктів та овочів:
   Багаті на вітаміни, мінерали та клітковину, фрукти та овочі допомагають знизити кров'яний тиск і захищають від атеросклерозу.

Вибирайте нежирні білки:
- Обирайте нежирне м'ясо, птицю без шкіри, рибу та вегетаріанські альтернативи, такі як бобові та тофу.

Додайте цільнозернові крупи:
- Такі продукти, як овес, лобода, коричневий рис і хліб з борошна грубого помелу, містять корисну для серця клітковину.

Зменшити споживання алкоголю:
- Якщо ви п'єте, робіть це в помірних кількостях. Алкоголь може підвищити кров'яний тиск.

Обмеження доданого цукру:
- Солодкі напої, випічка та інші продукти з високим вмістом цукру можуть сприяти збільшенню ваги і підвищувати ризик серцевих захворювань.

Слідкуй за своєю вагою:
- Підтримання здорової ваги має вирішальне значення для здоров'я серця. Збалансована дієта в поєднанні з регулярними фізичними вправами допоможе вам досягти цієї мети.

Пийте більше води:
- Вживання достатньої кількості води необхідне для того, щоб ваш організм і серце працювали якнайкраще.

Прочитайте теги:
- Навчившись читати етикетки, ви зможете робити більш здоровий вибір продуктів харчування. Звертайте увагу на вміст натрію, типи жирів і доданий цукор.

Проконсультуйтеся з дієтологом:
- За індивідуальною порадою зверніться до лікаря-дієтолога, який допоможе вам скласти план харчування з урахуванням ваших потреб.

Дотримуючись цих порад і поступово змінюючи свій раціон, пацієнти з серцево-судинними захворюваннями можуть позитивно вплинути на здоров'я свого серця, покращити якість життя і знизити ризик майбутніх ускладнень. Дотримання кардіологічної дієти - це довгострокове зобов'язання, але це вартісна інвестиція в здоров'я.

Робота з дієтологами для відповідних планів харчування

В основі мультидисциплінарних медичних команд лежить важлива, але іноді недооцінена співпраця між медсестрою та дієтологом. Їхній альянс має вирішальне значення для забезпечення найкращого догляду за пацієнтами, особливо в тих сферах, де харчування відіграє ключову роль, наприклад, у кардіохірургії.

Після прибуття пацієнта медсестра, виконуючи свою основну роль, збирає дані про загальний стан пацієнта, його харчові звички, алергії та кулінарні вподобання. Ця інформація, передана дієтологу, дає змогу поставити початковий харчовий діагноз і визначити відповідну дієтичну стратегію.

Потім дієтолог, з його глибокими знаннями в галузі харчування, складе індивідуальний план дієти. Цей план буде враховувати конкретні потреби пацієнта, чи то підготовка організму до операції, чи то сприяння оптимальному відновленню, чи то управління супутніми захворюваннями, такими як діабет. Медична сестра, завдяки своїй близькості до пацієнта, відіграє ключову роль у моніторингу цього плану, спостерігаючи за реакцією пацієнта на їжу, що подається, та збираючи відгуки.

Але окрім технічного управління, ця співпраця має ще й людський вимір. Харчування стає ключовим моментом дня госпіталізованого пацієнта. Воно наповнює день, забезпечує комфорт і навіть може бути індикатором морального стану та мотивації. Медсестра, завдяки своїй щоденній присутності, і дієтолог, завдяки своєму досвіду, працюють разом, щоб зробити ці моменти моментами благополуччя, вислуховування і належного догляду.

Успіх цієї співпраці також полягає в комунікації та постійному навчанні. Досягнення в галузі дієтології не стоять на місці, і дуже важливо, щоб медичні сестри та дієтологи ділилися своїми знаннями, обговорювали складні випадки та разом дізнавалися про нові рекомендації.

Поєднуючи свої сильні сторони, досвід і людяність, медичні сестри і дієтологи можуть гарантувати повноцінне, відповідне і орієнтоване на пацієнта харчування, роблячи значний внесок у поліпшення здоров'я і якості життя пацієнта.

Розділ 16

Кардіологічна реабілітація

Принципи та цілі кардіологічна реабілітація

Кардіологічна реабілітація - це процес під медичним наглядом, спрямований на покращення здоров'я та благополуччя людей з проблемами серця або тих, хто переніс кардіохірургічне втручання. Вона базується на комплексному підході, що поєднує фізичні тренування, терапевтичну освіту та психосоціальну підтримку, щоб допомогти пацієнтам відновити оптимальну якість життя.

Фундаментальними принципами кардіологічної реабілітації є

- **Персоналізація**: кожна програма розробляється відповідно до конкретних потреб пацієнта з урахуванням його фізичних можливостей, історії хвороби та особистих цілей.
- **Мультидисциплінарність**: кардіологічна реабілітація є результатом співпраці між кардіологами, фізіотерапевтами, медсестрами, дієтологами, психологами та іншими фахівцями для надання комплексної допомоги.
- **Безперервність допомоги**: Реабілітація часто триває кілька тижнів або місяців, що вимагає регулярного моніторингу та періодичної оцінки прогресу.
- **Холістичний підхід**: Окрім фізичного аспекту, реабілітація також охоплює психологічні, харчові та соціальні аспекти, щоб лікувати пацієнта в цілому.

Основними завданнями кардіологічної реабілітації є :

- **Покращення фізичної працездатності**: завдяки прогресивним вправам пацієнти зміцнюють серце, покращують витривалість і м'язову силу.

Оптимізація факторів ризику: Реабілітація має на меті допомогти пацієнтам контролювати та зменшити фактори ризику, пов'язані з хворобами серця, такі як високий кров'яний тиск, високий рівень холестерину, ожиріння або куріння.

Терапевтична освіта: пацієнти вчаться краще розуміти свою хворобу, ліки, які вони приймають, і зміни способу життя, необхідні для запобігання рецидивам або прогресуванню захворювання.

Психологічна підтримка: Хвороба серця може травмувати, призводячи до стресу, депресії або тривоги. Реабілітація пропонує емоційну підтримку, допомагаючи пацієнтам подолати ці психологічні виклики.

Соціальна інтеграція: Відновлення впевненості в собі та своїх здібностях заохочує пацієнтів до відновлення активного соціального та професійного життя.

Вторинна профілактика: однією з ключових цілей є запобігання новим серцевим подіям шляхом формування здорового способу життя та забезпечення належного медичного спостереження.

Кардіологічна реабілітація - це набагато більше, ніж просто програма фізичних вправ. Це комплексний, орієнтований на пацієнта підхід, покликаний повернути пацієнтам ключі до повноцінного та активного життя, незважаючи на їхні хвороби серця.

Роль медсестри у моніторингу та підтримці

Медичні сестри відіграють ключову роль у догляді за кардіологічними пацієнтами, їх часто вважають важливою ланкою між пацієнтом і медичною командою. Їхнє унікальне становище - близькість до пацієнта і тісний контакт з командою медсестер - покладає на них найважливіші обов'язки з точки зору моніторингу та підтримки.

Терапевтичне навчання: медсестри зазвичай є першою особою, до якої пацієнт звертається за відповідями на запитання про свою хворобу, процедури, які він пройшов, ліки, які йому прописали, і зміни способу життя, які він рекомендує. Вони відіграють активну роль в освіті пацієнтів, допомагаючи їм краще зрозуміти свою хворобу і пов'язане з нею лікування.

Поточне оцінювання: окрім технічного догляду, медсестри проводять регулярне оцінювання стану здоров'я пацієнта, відстежуючи ключові показники, такі як життєві показники, рівень болю та ефективність призначеного лікування.

Емоційна підтримка: усвідомлюючи психологічні виклики, які може спричинити серцева хвороба, медсестри уважно вислуховують пацієнтів і надають їм постійну емоційну підтримку. Вони часто стають свідками тривог, надій і занепокоєнь пацієнта і намагаються надати заспокійливі та турботливі відповіді.

Координація допомоги: медсестри забезпечують безперебійну координацію між різними надавачами допомоги - лікарями, фізіотерапевтами, дієтологами, психологами. Вони гарантують, що вся допомога надається гармонійно, з урахуванням конкретних потреб кожного пацієнта.

Спостереження вдома: після виписки з лікарні медсестра може також брати участь у спостереженні вдома, забезпечуючи продовження лікування, дотримання лікарських призначень і раннє виявлення будь-яких ознак ускладнень.

Пропаганда здорового способу життя: медсестри заохочують пацієнтів до здорового способу життя, будь то дієта, фізична активність, відмова від куріння або управління стресом. Вони відіграють активну роль у вторинній профілактиці, спрямованій на уникнення рецидивів та ускладнень.

Обговорення з сім'ями: усвідомлюючи вплив хвороби на тих, хто їх оточує, медсестри також надають підтримку сім'ям, скеровуючи їх, заспокоюючи та залучаючи до процесу догляду за хворими.

Медичні сестри є гарантами цілісного, орієнтованого на пацієнта догляду, поєднуючи технічні навички, навички міжособистісного спілкування та клінічний досвід. Їх постійна присутність, уважність і відданість справі роблять їх важливою опорою в моніторингу та підтримці кардіологічних пацієнтів.

Вправи, повернення до роботи та довгостроковий моніторинг

Кардіохірургічна операція, якою б складною вона не була, є лише одним з етапів на шляху пацієнта до одужання. Післяопераційний період є не менш важливим, особливо з точки зору відновлення фізичної активності, відповідних вправ і тривалого спостереження, щоб забезпечити повернення до здорового життя та уникнути ускладнень.

Відновлення повсякденної діяльності: Після операції пацієнти часто відчувають занепокоєння щодо повернення до свого попереднього життя. Саме тут роль медсестри та команди реабілітологів є вирішальною. Вони допомагають пацієнтам поступово відновлювати свою діяльність, починаючи від простих повсякденних завдань, таких як одягання або ходьба, і закінчуючи більш складними видами діяльності.

Важливість фізичних вправ: серцево-судинні вправи, адаптовані для кожного пацієнта, необхідні для зміцнення серця, підвищення витривалості та життєвої ємності легень. За підтримки фізіотерапевта пацієнти знайомляться з комплексом вправ, адаптованих до їхнього стану, що дозволяє їм м'яко відновлювати фізичну активність.

Повернення до роботи та соціального життя: Залежно від характеру професії, деякі пацієнти зможуть швидко повернутися до роботи, тоді як іншим знадобиться більше часу для адаптації. Медсестра допомагає визначити правильний час для повернення до роботи і консультує щодо будь-яких коригувань, які необхідно зробити на робочому місці. Так само важливим аспектом реабілітації є відновлення повноцінного соціального життя.

Довгострокове медичне спостереження: Після перших кількох тижнів після операції необхідне регулярне медичне спостереження. Це необхідно для того, щоб переконатися, що серце функціонує належним чином, що призначені ліки добре переносяться і що пацієнт дотримується рекомендацій щодо способу життя. Невід'ємною частиною цього моніторингу є регулярні зустрічі з кардіологом та іншими спеціалістами, а також періодичні огляди.

Освіта та профілактика: протягом усього процесу лікування медсестри відіграють ключову роль у навчанні пацієнтів. Вони надають інформацію про тривожні симптоми, переваги збалансованого харчування, важливість відмови від куріння та методи управління стресом.

Психологічна підтримка: кардіохірургічна операція може залишити свій слід, і не лише фізичний. Багато пацієнтів висловлюють страхи, тривогу або депресію.

Психологічна підтримка медсестри або психолога необхідна, щоб допомогти їм подолати ці почуття.

Післяопераційний період у кардіохірургії - це звивистий шлях, який перетинають не лише виклики, але й перемоги. Відновлення активності, відповідні фізичні вправи та довготривалий моніторинг є ключовими етапами у забезпеченні відновлення якості життя пацієнтів під чуйним та досвідченим оком медичної сестри.

Розділ 17

ПАЛІАТИВНА ДОПОМОГА В КАРДІОЛОГІЇ

Вступ до паліативної допомоги в кардіології

Кардіологія, хоч і зосереджена на лікувальних втручаннях і передових медичних рішеннях, неминуче стикається з ситуаціями, коли лікування більше не є життєздатним варіантом. Саме в ці делікатні та складні моменти паліативна допомога набуває свого повного значення.

Сутність паліативної допомоги: Всупереч поширеній думці, паліативна допомога - це не просто "супровід смерті". Це цілісний підхід, спрямований на те, щоб запропонувати пацієнтам та їхнім родинам кращу якість життя перед обличчям хвороби, що загрожує життю. Це включає в себе управління болем і симптомами, а також психологічні, соціальні та духовні потреби.

Актуальність у кардіології: У кардіології, особливо у випадку прогресуючих захворювань, таких як термінальна стадія серцевої недостатності, лікувальний підхід може досягти своїх меж. У таких випадках важливо розглянути можливість переходу до догляду, який фокусується на комфорті пацієнта, полегшенні симптомів і підтримці сім'ї пацієнта. Така допомога необхідна для забезпечення гідного та мирного завершення життя.

Особливі виклики в кардіології: серцеві захворювання становлять особливі виклики для паліативної допомоги. На відміну від інших захворювань, прогресування яких є відносно передбачуваним, серцеві хвороби можуть прогресувати різко і раптово. Це робить планування догляду, обговорення попередніх розпоряджень і прийняття етичних рішень ще більш складними.

Роль медичної сестри: медичні сестри відіграють ключову роль у наданні паліативної допомоги в кардіології. Вони часто є першою контактною особою між пацієнтом, його родиною та медичною командою. Їх здатність оцінювати симптоми, ефективно спілкуватися, надавати емоційну підтримку та координувати дії з іншими медичними працівниками є важливою для надання якісної паліативної допомоги.

Спілкування та етика: Важливою частиною паліативної допомоги є відкрите і чесне спілкування. Медсестер часто просять сприяти цим делікатним дискусіям про очікування, надії, страхи і рішення, що стосуються кінця життя.

Зв'язок з родиною: Паліативна допомога стосується не лише пацієнта. Родичі також переживають надзвичайно складний період і потребують підтримки, інформації та порад. Медична сестра, завдяки своїй близькості та досвіду, є опорою для цих родин.

Паліативна допомога в кардіології є важливою складовою загального лікування пацієнтів. Це нагадування про те, що іноді комфорт, гідність і людяність переважають над лікуванням. Медичні сестри відіграють ключову роль у цьому процесі, надаючи як технічні знання, так і людське тепло.

Лікування симптомів та емоційну підтримку

Кардіохірургія доторкається до самого серця - до того, що підтримує наше життя. Пацієнти, які стикаються з цією реальністю, часто відчувають лавину емоцій у поєднанні з різноманітними фізичними симптомами, які потребують відповідного лікування. Ключовим моментом є ефективне лікування симптомів та надання надійної емоційної підтримки.

Подвійність симптомів: після кардіохірургічної операції пацієнти можуть відчувати цілу низку симптомів. Вони можуть бути фізіологічними, такими як біль, втома, утруднене дихання або аритмія, або психологічними, такими як тривога, депресія або відчуття вразливості.

Цілісна оцінка: цілісний підхід **має** важливе значення для ефективного догляду. Медсестра повинна оцінювати як фізичні, так і емоційні симптоми. Цінними інструментами в цьому процесі є шкали оцінки болю, опитувальники психічного здоров'я та регулярні інтерв'ю.

Стратегії знеболення: біль - один з найпоширеніших і найстрашніших симптомів. Медсестри повинні вміти вводити призначені ліки, одночасно контролюючи наявність побічних ефектів. Водночас ефективними можуть бути нефармакологічні методи, такі як релаксація або відволікання уваги.

Емоційна підтримка: Почуття тривоги і невпевненості є поширеним явищем після операції на серці. Медсестра відіграє вирішальну роль у вислуховуванні та заспокоєнні пацієнтів. Вона часто є найближчим до пацієнта медичним працівником, який пропонує не лише догляд, але й уважне слухання та заспокійливу присутність.

Турботливе спілкування: Спосіб, у який інформація передається пацієнтам, може сильно вплинути на їхній емоційний стан. Чітке, чесне та емпатійне спілкування має фундаментальне значення. Йдеться про відповіді на запитання, розвіювання міфів і зміцнення почуття безпеки пацієнта.

Підтримка сім'ї. Сім'я часто відіграє ключову роль в емоційному відновленні пацієнта. Медсестра також повинна підтримувати, навчати і заспокоювати їх. Надання їм інформації, залучення їх до догляду та реагування на їхні занепокоєння сприяє створенню середовища, сприятливого для одужання.

Перенаправлення та співпраця: у більш складних випадках медсестрам може знадобитися тісна співпраця з іншими спеціалістами, такими як психологи, психіатри або соціальні працівники. Своєчасне перенаправлення часто може мати вирішальне значення для полегшення симптомів та емоційного благополуччя.

Зняття симптомів та емоційна підтримка йдуть пліч-о-пліч. Післяопераційний догляд - це не лише фізичне зцілення, але й емоційне та психологічне зцілення. Медсестри, завдяки своїй підготовці та досвіду, знаходяться на передовій лінії у забезпеченні цього делікатного балансу.

Робота в команді з фахівцями з паліативної допомоги

Кардіологія, як і інші медичні спеціальності, стикається з випадками, коли, незважаючи на найкращі можливі втручання, прогноз пацієнта залишається невтішним. У цих делікатних ситуаціях паліативна допомога стає необхідною для забезпечення якомога кращої якості життя пацієнта. Кардіохірургічні медсестри тісно співпрацюють з командою спеціалістів, які надають таку допомогу. Ці міждисциплінарні відносини є одночасно складними і корисними, вимагають постійного спілкування, емпатії та взаємоповаги.

Розуміння цілей паліативної допомоги : Суть паліативної допомоги полягає в полегшенні страждань - фізичних, психологічних, соціальних чи духовних. Йдеться не обов'язково про кінець життя, а про якість життя. Медсестри повинні розуміти і поважати цей підхід, який фокусується на пацієнті, а не на хворобі.
Центральна роль комунікації: Команди паліативної допомоги часто складаються з лікарів, медсестер, соціальних працівників, психологів, капеланів, а іноді й

інших фахівців. Координація допомоги вимагає регулярного і прозорого обміну інформацією між усіма цими учасниками для забезпечення цілісного догляду.

Управління складними симптомами: Пацієнти, які отримують паліативну допомогу, можуть мати різноманітні симптоми, від болю до задишки чи тривоги. Робота з командою спеціалістів дозволяє впроваджувати цілеспрямовані та ефективні терапевтичні стратегії, збагачуючи навички кардіологічної медсестри.

Емоційна та психологічна підтримка: медсестри часто є першою контактною особою для пацієнтів та їхніх родин. Працюючи зі спеціалістами з паліативної допомоги, вони можуть забезпечити визнання та задоволення їхніх емоційних потреб шляхом простої бесіди або більш структурованої терапії.

Складні рішення: можуть виникнути питання про обмеження або припинення лікування, попередні розпорядження або евтаназію. Ці рішення мають далекосяжні наслідки і вимагають тісної співпраці між медсестрою, пацієнтом, сім'єю і командою паліативної допомоги.

Навчання та підвищення обізнаності: Кардіологічна медсестра також відіграє важливу роль у підвищенні обізнаності про важливість паліативної допомоги серед інших членів медичної команди. Вона може виступати в ролі сполучної ланки між кардіологічним відділенням і відділенням паліативної допомоги, сприяючи передачі знань і навичок.

Турбота про себе: робота з командою паліативної допомоги може бути емоційно складною. Для медсестер важливо розпізнавати власні емоції, шукати підтримки, якщо це необхідно, і практикувати самоспівчуття.

Співпраця між кардіохірургічною медсестрою та фахівцями з паліативної допомоги - це потужний альянс, орієнтований на благополуччя та гідність пацієнта. Кожен фахівець привносить свої унікальні навички та бачення, працюючи разом з кінцевою метою забезпечення найкращої якості життя.

Розділ 18

ВИКЛИКИ, ЩО СТОЯТЬ ПЕРЕД СИСТЕМОЮ ОХОРОНИ ЗДОРОВ'Я ТА КАРДІОХІРУРГІЇ

Розуміння системи охорони здоров'я та фінансові виклики

Світ медицини рухається не лише завдяки дослідженням, інноваціям та відданості справі покращення здоров'я людей. На неї також сильно впливають системи охорони здоров'я, в яких вона функціонує, системи, які часто відзначаються організаційними, політичними та фінансовими складнощами. Для медичного працівника, особливо для кардіохірургічної медсестри, розуміння цих питань має вирішальне значення для того, щоб надавати найкращу можливу допомогу, вміло орієнтуючись у лабіринтах бюрократії та бюджетних обмежень.

Структура глобальної системи охорони здоров'я: Кожна країна має власну систему охорони здоров'я, сформовану десятиліттями, а то й століттями політики, традицій і переговорів. Деякі системи в основному фінансуються державою, інші покладаються на приватне страхування, а багато з них є сумішшю обох. Знання базової структури системи охорони здоров'я у вашій країні допомагає медсестрам направляти пацієнтів і розуміти проблеми, з якими вони стикаються.

Фінансовий тиск: витрати на кардіохірургію, як і на багато інших складних медичних процедур, високі. Сюди входить все - від гонорарів хірургам до вартості медичного обладнання та витрат на госпіталізацію. Пацієнти, їхні сім'ї, а іноді навіть медичний персонал можуть бути перевантажені цими витратами, що призводить до етичних дилем щодо справедливого доступу до медичної допомоги.

Роль страхових компаній: Страхові компанії часто відіграють центральну роль у визначенні того, що покривається, на якому рівні і за яких умов. Медсестрам часто доводиться тісно співпрацювати з цими організаціями, щоб забезпечити оптимальне покриття.

Етичні питання: Питання про те, хто, коли і як отримує лікування, глибоко пов'язане з етичними проблемами. В умовах обмежених ресурсів доводиться приймати складні рішення, які іноді ставлять медичних працівників перед вибором між бажанням допомогти і фінансовими можливостями.

Важливість профілактики: Зі зростанням витрат на охорону здоров'я важливість профілактики ніколи не була такою важливою. Інформуючи пацієнтів про фактори серцевого ризику та пропагуючи здоровий спосіб життя, медичні сестри відіграють ключову роль у зменшенні майбутніх витрат.

Інновації та вартість: хоча нові технології та хірургічні методи можуть забезпечити кращі результати і швидше відновлення, вони часто мають високу ціну. Досягнення балансу між впровадженням цих інновацій і контролем витрат є постійним викликом.

Навчання та розвиток: Фінансові проблеми також впливають на безперервну освіту. Інколи заклади можуть неохоче інвестувати в навчання персоналу через бюджетні обмеження, що потенційно може поставити під загрозу якість надання медичної допомоги.

Щоб орієнтуватися у світі охорони здоров'я, потрібно набагато більше, ніж медичні навички. Це тонкий баланс між наданням якісної допомоги, розумінням системи та усвідомленням постійних фінансових викликів. Для кардіохірургічної медсестри це означає, що вона повинна так само вільно володіти скальпелем, як і бюджетом.

Вплив політики охорони здоров'я з кардіохірургії

Перетин між політикою охорони здоров'я та кардіохірургією є цікавою сферою, що знаменує собою зближення між макроскопічним спектром урядових рішень і мікрореальністю операційних. Розвиток, доступність і якість кардіохірургії в конкретному регіоні значною мірою залежать від пріоритетів, політики та інвестицій, визначених політичними лідерами.

Фінансування та розподіл ресурсів: Політичні рішення значною мірою визначають обсяги фінансування, що виділяються на різні сектори охорони здоров'я. Кошти можуть виділятися на найсучасніше обладнання, спеціалізовані кардіологічні центри або на підготовку спеціалізованого персоналу. Розподіл цих ресурсів має безпосередній вплив на доступність та якість кардіологічної допомоги.

Рівний доступ до медичної допомоги: політика охорони здоров'я часто визначає, хто має доступ до певних видів медичної допомоги. Наприклад, у деяких системах складні кардіологічні процедури можуть бути зарезервовані для пацієнтів, які мають певну страховку або проживають у певних регіонах, що ставить інших пацієнтів у скрутне становище.

Дослідження та розробки: Політичні ініціативи можуть стимулювати або перешкоджати дослідженням у галузі кардіохірургії. Сильна державна підтримка медичних досліджень може призвести до інновацій в хірургічних методиках, медичних пристроях і ліках.

Стандарти та правила: Стандарти практики і правила впливають на те, як виконується кардіохірургічна операція. Вони можуть включати стандарти стерильності, післяопераційні протоколи або рекомендації щодо використання певних технологій.

Профілактичні програми: Вплив політики на кардіохірургію є не лише реактивним, але й превентивним. Ефективна політика щодо профілактики серцевих захворювань, наприклад, програми санітарної освіти або регулювання реклами нездорової їжі, може зменшити потребу в кардіохірургічних операціях.

Міжнародні відносини: зовнішня політика і торговельні угоди можуть впливати на кардіохірургію, особливо в частині імпорту обладнання і медикаментів, або навіть обміну знаннями і навчанням між країнами.

Політика та етика: Іноді виникають етичні дилеми, наприклад, рішення про те, чи варто пропонувати дороге лікування всім, чи залишити його для певної підгрупи пацієнтів. На ці дилеми часто впливають політичні рішення.

Зрештою, політика охорони здоров'я формує спосіб, у який кардіохірургія практикується, фінансується і розвивається. Кардіохірурги, медсестри та інші медичні працівники повинні не лише опановувати свої клінічні навички, але й розуміти політику, а в деяких випадках і впливати на неї, щоб забезпечити найкращий догляд за своїми пацієнтами.

Робота з адміністраторами та осіб, які приймають рішення

У складному світі охорони здоров'я міжпрофесійна співпраця не обмежується взаємодією між медичними працівниками. Вона також охоплює тісні зв'язки між клінічним персоналом, таким як медсестри і лікарі, та адміністраторами або особами, які приймають рішення, часто відповідальними за логістику, фінанси, стратегію або людські ресурси. Така співпраця необхідна для забезпечення оптимального догляду за пацієнтами з дотриманням організаційних і бюджетних обмежень.

Взаємозв'язок ролей: хоча ролі лікарів та адміністраторів відрізняються, вони тісно взаємопов'язані. Рішення, прийняті адміністраторами, безпосередньо впливають на умови роботи лікарів та якість медичної допомоги, що надається пацієнтам. І навпаки, зворотній зв'язок від лікарів має вирішальне значення для прийняття адміністраторами обґрунтованих рішень.

Відкрита комунікація: Прозора комунікація є основою ефективної співпраці. Медсестри повинні мати можливість висловити свої занепокоєння, потреби чи пропозиції, розуміючи при цьому бюджетні чи організаційні обмеження, які мають на увазі адміністратори.

Розуміння проблем: Щоб полегшити співпрацю, важливо, щоб усі розуміли проблеми та виклики один одного. Медичні сестри повинні мати базові знання про принципи управління, тоді як адміністратори повинні бути знайомі з клінічним контекстом, включаючи специфічні виклики кардіохірургії.

Рішення, орієнтовані на пацієнта: У будь-якій дискусії чи переговорах благополуччя пацієнта має залишатися в центрі уваги. Рішення завжди мають бути спрямовані на покращення якості медичної допомоги та досвіду пацієнта, навіть якщо це вимагає компромісів з обох сторін.

Форуми співпраці: Спільні комітети або робочі групи, до складу яких входять як лікарі, так і адміністратори, можуть бути створені для обговорення конкретних питань, таких як закупівля нового обладнання, вдосконалення робочих процесів або поточне навчання.

Безперервна освіта: організація семінарів або спільних навчальних курсів може зміцнити взаєморозуміння та покращити співпрацю. Наприклад, семінар, присвячений останнім інноваціям в кардіохірургії, може бути цікавим як для спеціалізованих медсестер, так і для фінансових менеджерів.

Участь у прийнятті рішень: залучення медсестер до процесів прийняття рішень, особливо тих, що безпосередньо впливають на їхню клінічну практику, зміцнює їхнє почуття приналежності та мотивацію. Це також може допомогти знайти інноваційні рішення або передбачити потенційні проблеми.

Співпраця між медсестрами та адміністрацією не завжди буває простою, оскільки вона передбачає узгодження поглядів, які іноді відрізняються. Однак, коли така співпраця є успішною, вона може призвести до значного покращення догляду за пацієнтами, більшої професійної задоволеності та підвищення організаційної ефективності.

Розділ 19

Безперервна освіта та професійний розвиток

Важливість постійного навчання

У медичній галузі, зокрема в кардіохірургії, безперервна освіта є не лише обов'язковою, але й гарантією якості наданої медичної допомоги. Вона дозволяє фахівцям, у тому числі медичним сестрам, залишатися на передовій знань, опановувати новітні методики та гарантувати оптимальний догляд за пацієнтами.

Постійний розвиток знань: Медицина - це наука, що постійно розвивається. Дослідження прогресують, робляться нові відкриття, а медичні рекомендації можуть змінюватися. Безперервна освіта допомагає нам залишатися поінформованими та сучасними, гарантуючи, що пацієнти отримують вигоду від найкращих доступних практик.

Інтеграція технологічних інновацій: З появою нових технологій, таких як сучасні пристрої моніторингу або інноваційні хірургічні методики, важливо, щоб медичні сестри були ознайомлені з цими інструментами. Відповідне навчання гарантує безпечне та ефективне використання цих технологій на користь пацієнта.

Удосконалення клінічних навичок: Безперервна освіта - це не лише теоретична підготовка. Вона також включає практичні семінари, симуляції та навчання на робочому місці, щоб закріпити та вдосконалити клінічні навички медсестер.

Посилення мультидисциплінарності: навчальні курси часто є можливістю для різних гравців медичного світу зустрітися та обмінятися ідеями. Така взаємодія збагачує практику кожного, сприяє кращому розумінню своїх ролей і зміцнює співпрацю в команді.

Виконання нормативних вимог: у багатьох країнах для збереження ліцензії або професійної акредитації необхідна певна кількість годин безперервної освіти.

Окрім цього, це також є доказом професійної прихильності.

Професійний та особистісний розвиток: безперервна освіта також сприяє професійному розвитку медсестер, пропонуючи їм можливості для спеціалізації або кар'єрного зростання. На особистісному рівні це підвищує впевненість у собі, задоволеність роботою і почуття досягнення.

Запобігання медичним помилкам: регулярне навчання допомагає знизити ризик медичних помилок, нагадуючи пацієнтам про належну практику та підвищуючи обізнаність щодо поширених помилок і пасток, яких слід уникати.

Адаптація до специфічних умов: кардіохірургія, з її специфічними особливостями та викликами, вимагає витончених знань. Навчання за цією спеціальністю дозволяє нам задовольнити унікальні потреби кардіологічних пацієнтів.

Коротше кажучи, безперервна освіта є наріжним каменем професії медичної сестри в кардіохірургії. Вона втілює відданість медсестер своїм пацієнтам, своїй професії і самим собі, забезпечуючи оптимальну якість медичної допомоги в галузі, що постійно розвивається.

Конференції, семінари та відповідні воркшопи

Щоб залишатися активним та поінформованим у медичній галузі, зокрема в кардіохірургії, необхідно регулярно відвідувати конференції, семінари та майстер-класи. Ці професійні зібрання - це не лише можливості для навчання, але й привілейовані моменти для обміну досвідом з колегами, обговорення останніх досягнень та співпраці над клінічними або дослідницькими питаннями.

Спектр конференцій: існує безліч медичних конференцій, від міжнародних кардіологічних симпозіумів з тисячами учасників до більш вузьких зустрічей, присвячених конкретним темам, таким як нові хірургічні методи або післяопераційний менеджмент.

Спеціалізовані семінари: Семінари часто є більш сфокусованими і поглибленими, ніж загальні конференції. Вони можуть охоплювати конкретні теми, такі як використання певних технологій, лікування конкретних ускладнень або етичні питання, пов'язані з трансплантацією серця.

Практичні воркшопи: На відміну від конференцій і семінарів, які часто є теоретичними, воркшопи - це практичні заняття. Вони можуть включати освоєння нового обладнання, хірургічні симуляції або тренінги з комунікації між пацієнтом і медсестрою.

Обмін досвідом та налагодження зв'язків: ці заходи є ідеальною можливістю зустрітися з колегами, встановити професійні контакти та обговорити клінічні випадки або особистий досвід. Ця мережа може бути безцінною для отримання порад, співпраці над дослідницькими проектами або просто для того, щоб поділитися проблемами та успіхами.

Будьте в курсі подій: оскільки медицина розвивається так швидко, відвідування таких заходів - це чудовий спосіб бути в курсі останніх досягнень, будь то дослідження, нові хірургічні методики або клінічні рекомендації.

Активна участь: багато професіоналів не лише відвідують ці заходи як слухачі, але й беруть активну участь у них, презентуючи свої дослідження, проводячи семінари або беручи участь у круглих столах. Така активна участь є чудовою можливістю заявити про себе і зробити внесок у професійну спільноту.

Можливості для навчання: для багатьох медсестер ці конференції, семінари та воркшопи також можуть бути зараховані як години безперервної освіти, необхідні для отримання певних сертифікатів або акредитацій.

Виклики та суперечності: ці заходи також є сценою для жвавих дискусій на суперечливі теми, забезпечуючи простір для етичних, клінічних і навіть політичних дебатів.

Міжнародна перспектива: Великі конференції пропонують міжнародну перспективу, що дозволяє нам зрозуміти, як практикується кардіохірургія в різних контекстах і культурах.

Участь у цих професійних зустрічах є важливою для всіх медичних сестер кардіохірургії, які хочуть надавати найкращий можливий догляд, одночасно активно сприяючи розвитку своєї професії.

Наставництво та коучинг нові медсестри

Інтеграція нової медсестри у відділення, особливо в такій складній і спеціалізованій галузі, як кардіохірургія, є делікатним моментом як для фахівця, так і для існуючої команди. Наставництво і коучинг є важливими інструментами для забезпечення плавного переходу, сприяння розвитку навичок і зміцнення згуртованості команди.

Суть наставництва: Наставництво - це не просто технічне навчання. Це привілейовані професійні відносини, в яких досвідчена медсестра, наставниця, направляє, підтримує і консультує новачка. Ці стосунки ґрунтуються на довірі, обміні думками та взаємній прихильності.

Передача ноу-хау: Сфера кардіохірургії багата на методики, протоколи та спеціальні знання. Наставник проводить нову медсестру через ці складнощі, допомагаючи їй пов'язати теорію з практикою, відточити свої навички та адаптуватися до специфіки відділення.

Емоційна та психологічна підтримка: світ кардіохірургії може бути стресовим та емоційно складним. Наставник допомагає новій медсестрі орієнтуватися в цих іноді бурхливих водах, пропонуючи вислухати, дати пораду і заспокоїти.

Інтеграція в команду: наставник також сприяє соціальній та професійній інтеграції нової медсестри. Він або вона виступає в ролі посередника, представляючи новачка команді, розшифровуючи культуру відділення та встановлюючи клімат довіри.

Конструктивний зворотний зв'язок: Однією з важливих функцій наставника є надання регулярного зворотного зв'язку. Цей зворотний зв'язок, який є як позитивним, так і коригувальним, дозволяє новій медсестрі прогресувати, коригувати свою практику і зміцнювати впевненість у собі.

Еволюція наставництва: хоча відносини наставництва спочатку дуже структуровані, з часом вони еволюціонують. У міру того, як нова медсестра набуває самостійності і впевненості, наставник адаптує свій підхід, пропонуючи більше свободи, залишаючись при цьому доступним для підтримки і порад.

Цінність ролі наставника: Бути наставником - це відповідальність, але також спосіб визнання ноу-хау і досвіду. Для досвідчених медсестер це можливість передати свої знання, а також кинути виклик самим собі, оновити свої навички та відновити відданість професії.

Створення міцного зв'язку: наставництво часто призводить до тривалих професійних відносин, заснованих на взаємній повазі та обміні досвідом.

Наставник і підопічний можуть стати колегами, співробітниками або навіть друзями, поділяючи спільну історію та пристрасть до своєї професії.

Наставництво та коучинг нових медсестер має важливе значення для забезпечення успішної інтеграції, зміцнення командних навичок і гарантування оптимального догляду за пацієнтами в кардіохірургії. Це безпрограшна ситуація, від якої виграють і наставник, і підопічна, і команда, і, зрештою, пацієнти.

Розділ 20

БАЛАНС РОБОТА-ЖИТТЯ

Розпізнавання ознак вигорання

У вимогливому і швидкоплинному світі кардіохірургії для медсестер і всього медичного персоналу вкрай важливо розпізнавати ознаки вигорання. Неліковане вигорання може не тільки вплинути на психічне і фізичне здоров'я людини, але й поставити під загрозу якість надання медичної допомоги пацієнтам.

Фізичні симптоми: виснаження часто проявляється як хронічна, непереборна втома, навіть після повноцінного нічного сну. Ця втома може супроводжуватися головним болем, м'язовими болями, порушеннями сну, проблемами з травленням і зниженням опірності до інфекцій.

Порушення когнітивних функцій: зниження концентрації уваги, часта забудькуватість, труднощі у прийнятті рішень і збільшення часу реакції - все це тривожні ознаки. У хірургічному контексті ці симптоми можуть мати драматичні наслідки.

Емоції та настрій: виснаження може призвести до перепадів настрою, підвищеної дратівливості, почуття смутку або депресії, відчуття ізоляції та зниження особистої задоволеності.

Поведінка на роботі: відсутність інтересу до роботи, зниження мотивації, часті запізнення, збільшення кількості медичних помилок або тенденція до ізоляції від колег можуть бути ознаками вигорання.

Зміни в соціальних відносинах: схильність до ізоляції, відсутність інтересу до соціальної активності або хобі, відчуття віддаленості від близьких також можуть бути показовими.

Негативне ставлення: цинічний погляд на роботу, відчуття перевантаженості, зацикленості на своїй роботі або сумніви в цінності чи сенсі своєї роботи - типові симптоми вигорання.

Ризикована поведінка: у деяких людей у відповідь на виснаження може розвинутися саморуйнівна поведінка, наприклад, надмірне вживання алкоголю, наркотиків, незбалансоване харчування або інша ризикована поведінка.

Медичним працівникам, керівникам груп і навіть членам сім'ї дуже важливо знати, як розпізнати ці ознаки. Це дозволить їм швидко втрутитися, запропонувати підтримку і, за необхідності, скерувати людину до відповідних ресурсів. У медичній сфері, а особливо в кардіохірургії, де кожен жест має значення, турбота про себе невіддільна від якості допомоги, що надається пацієнтам.

Стратегії підтримки здоровий баланс

Медичні працівники, особливо ті, що працюють у складних умовах кардіохірургії, часто перебувають під сильним тиском. Однак важливо підтримувати здоровий баланс між роботою та особистим життям, щоб забезпечити якісне лікування, зберігаючи при цьому власне психічне та фізичне здоров'я. Ось кілька стратегій, які можуть допомогти вам знайти і підтримувати цей баланс.

1. Визначення пріоритетів і розмежування: Дуже важливо чітко визначити свої пріоритети, як у професійному, так і в особистому житті. Це дозволить вам приділяти час тому, що дійсно має значення. Встановлення меж між роботою та особистим життям, наприклад, не брати роботу додому або відключати робочу електронну пошту під час відпустки, може допомогти зберегти цей баланс.

2. Знаходьте час для себе: Дуже важливо регулярно виділяти час для відпочинку та дозвілля. Це може бути просто читання книги, фізичні вправи, медитація або проведення часу з близькими людьми.

3. Управління стресом: такі техніки, як медитація, йога і глибоке дихання, можуть бути корисними для зменшення стресу. Також може бути корисно проконсультуватися з терапевтом або спеціалізованим тренером, щоб навчитися відповідним стратегіям управління стресом.

4. Регулярні фізичні **вправи**: Фізична активність не тільки корисна для вашого фізичного здоров'я, це також чудовий спосіб зняти стрес і покращити настрій завдяки вивільненню ендорфінів.

5. Збалансована дієта: правильне харчування підтримує фізичний і психічний добробут. Збалансоване харчування, вживання достатньої кількості води та відмова від надмірностей можуть підвищити стійкість до стресу.

6. Сон: Достатня кількість якісного сну є надзвичайно важливою. Недосипання може посилити стрес, знизити когнітивні здібності та негативно вплинути на здоров'я.

7. Створіть мережу підтримки: наявність колег, друзів або членів сім'ї, з якими можна поговорити і поділитися досвідом, може дуже допомогти в декомпресії.

8. Постійне навчання: Оновлення навичок і вивчення нових методів може зменшити професійну тривожність і підвищити впевненість у собі.

9. Навчіться делегувати: Важливо визнати, що ви не можете робити все самостійно. Делегування певних завдань, як на роботі, так і вдома, допомагає розподілити навантаження більш рівномірно.

10. Візьміть відпустку: життєво важливо робити перерви, навіть короткі, щоб перезарядити свої батареї, відпочити і повернутися сильнішими.

Важливо пам'ятати, що не соромно просити про допомогу, коли баланс здається недосяжним. Незалежно від того, чи це медичний працівник, наставник або хтось із близьких, розмова про свої почуття і спільний пошук рішень часто є першим кроком до здорової рівноваги.

Важливість підтримки соціальні та професійні

У бурхливому світі медицини, особливо в таких складних галузях, як кардіохірургія, соціальна та професійна підтримка є рятівним колом для багатьох фахівців. Це не просто "додаткова послуга", а фундаментальна основа добробуту, професійної ефективності та довголіття в професії. Давайте разом з'ясуємо, чому ця підтримка є такою важливою.

Соціальна підтримка з боку сім'ї, друзів чи громади є емоційним притулком, місцем, де медсестри можуть перезарядити батарейки, висловити свої сумніви та розчарування або поділитися своїми успіхами. Цей вид підтримки має низку переваг:

Стійкість перед обличчям стресу: просто поговорити з кимось, кому ви довіряєте, про свої переживання може зменшити вплив стресу. Спільними емоціями часто легше керувати.

Зовнішня перспектива: Друзі та сім'я можуть запропонувати іншу точку зору, що дозволить людині побачити речі з нової точки зору, поза медичним контекстом.

Приналежність: Відчуття, що тебе цінують у соціальній групі, підвищує самооцінку та впевненість у собі.

Баланс: соціальна взаємодія поза робочим місцем допомагає підтримувати баланс між роботою та особистим життям, що має важливе значення для психічного здоров'я.

Професійна підтримка, з іншого боку, випливає зі стосунків між колегами, наставниками та ієрархічним керівництвом. Це взаємопов'язана мережа, де відбувається обмін знаннями, навичками та досвідом.

Професійне зростання: наставники та досвідчені колеги можуть надати поради, підказки та методики, які збагатять індивідуальну практику.

Управління викликами: Зіткнувшись зі складним випадком або несподіваною ситуацією, команда може об'єднатися для пошуку рішень, що зменшує відчуття ізоляції.

Конструктивний зворотний зв'язок: чесний, доброзичливий зворотний зв'язок допомагає вам вдосконалюватися, розуміти свої помилки і вчитися на них.

Солідарність: Знання та визнання з боку колег створює відчуття приналежності до згуртованої групи, де допомога один одному є природною.

Обмін ресурсами: чи то новий навчальний курс, актуальна стаття або майбутня конференція - професійна мережа є джерелом інформації.

Підтримка, соціальна чи професійна, - це не розкіш, а необхідність. Вона приносить рівновагу, силу, зростання і благополуччя - важливі елементи для будь-якого медичного працівника, який прагне надавати найкращу допомогу, зберігаючи при цьому власне здоров'я і пристрасть до своєї професії.

Розділ 21

ПЕРСПЕКТИВИ НА МАЙБУТНЄ ТА РОЗВИТКУ ПРОФЕСІЇ

Поточні та майбутні виклики кардіохірургія

Кардіохірургія, перебуваючи на перехресті медицини, технологій і досліджень, постійно розвивається. Від своїх сміливих початків до технічної досконалості сьогодення, вона завжди була в центрі медичного прогресу. Однак, незважаючи на свої успіхи, ця медична спеціальність стикається з низкою поточних і майбутніх викликів, які важливо визнати і вирішити.

Поточні виклики :
- **Зростання складності пацієнтів**: Зі старінням населення та збільшенням кількості супутніх захворювань пацієнти, які потребують хірургічного втручання, часто стають старшими і мають більш складні захворювання.
- **Обмеженість ресурсів**: У багатьох частинах світу доступ до найсучасніших кардіохірургічних установ залишається обмеженим, що підкреслює нерівність у наданні медичної допомоги.
- **Швидка технологічна еволюція**: Медичні технології розвиваються шаленими темпами. Хоча це приносить інновації, це також створює проблеми з точки зору навчання, адаптації та витрат.
- **Стійкість до протимікробних препаратів**: Зростаюча поширеність резистентності до ліків, особливо в контексті післяопераційних інфекцій, викликає серйозне занепокоєння.

Майбутні виклики :
- **Інтеграція штучного інтелекту (ШІ)**: З появою ШІ як найкраще інтегрувати ці технології для покращення діагностики, втручання та подальшого спостереження, забезпечуючи при цьому належну підготовку фахівців?

Біоінженерія і трансплантація: Досягнення в галузі штучного серця і вирощування серцевої тканини в лабораторії можуть зробити революцію в трансплантації. Однак ці досягнення вимагатимуть етичних, правових і клінічних коригувань.

Демографічні та епідеміологічні зміни: Зростання неінфекційних захворювань, таких як ожиріння, може призвести до збільшення кількості серцево-судинних захворювань, що вимагає відповідного планування та підготовки.

Етика та автономія пацієнта: оскільки хірургічні можливості стають все більш різноманітними і складними, як ми можемо забезпечити прийняття інформованих рішень, орієнтованих на пацієнта?

Вплив зміни клімату: Екстремальні погодні явища, забруднення та інші фактори навколишнього середовища можуть впливати на здоров'я серця. Як кардіохірургія може адаптуватися до цих нових викликів?

Здатність передбачати і вирішувати ці виклики визначатиме майбутнє кардіохірургії. Це вимагатиме міждисциплінарної співпраці, безперервної освіти та прихильності до інновацій, щоб гарантувати, що спеціальність продовжуватиме надавати найсучаснішу медичну допомогу, розвиваючись в ногу з часом.

Розширені кар'єрні можливості для медсестер
(медична сестра, клінічний спеціаліст тощо)

Медсестринство - одна з основ сучасної медицини. Хоча основна роль медсестри полягає в безпосередньому догляді за пацієнтом, з часом медсестринська справа значно урізноманітнилася і спеціалізувалася, пропонуючи багато перспективних кар'єрних можливостей. Завдяки цим спеціалізаціям медсестри можуть не тільки розширити сферу своєї клінічної діяльності, а й впливати на політику охорони здоров'я, дослідження, освіту та управління.

1. Медична сестра (Nurse Practitioner, NP):
Медична сестра - це висококваліфікований медичний працівник, здатний ставити діагнози, призначати лікування та самостійно лікувати певні патології. Існує кілька спеціальностей для NP, включаючи :
- НП "Сімейна опіка
- IВ у невідкладній допомозі
- IВ у педіатрії
- IВ в геріатрії
- IВ у психіатрії/психічному здоров'ї

2. Клінічна медсестра-спеціаліст (КМС):
КМС є експертом у певній клінічній спеціальності. Вони відіграють центральну роль у навчанні нових медсестер, впровадженні протоколів догляду та підвищенні якості надання медичної допомоги.

3. Медсестра-анестезіолог:
Ця медсестра, навчена спеціально для введення анестезії, тісно співпрацює з анестезіологами, хірургами та іншими медичними працівниками, щоб забезпечити безпеку пацієнта під час хірургічних процедур.

4. Медсестра-дослідник:
Деякі медсестри вирішують зайнятися клінічними або фундаментальними дослідженнями. Вони можуть працювати над епідеміологічними дослідженнями, клінічними випробуваннями або лабораторними дослідженнями, тим самим роблячи свій внесок у розвиток медичних знань.

5. Медсестра громадського здоров'я:
Орієнтуючись на громади, медичні сестри громадського здоров'я працюють над профілактикою захворювань, зміцненням здоров'я та санітарною освітою населення.

6. Медсестра-юрист-консультант:
Подолання розриву між правом і медициною, ця медсестра пропонує експертизу в юридичних питаннях, пов'язаних з медичною практикою, будь то судові спори, лікарська помилка або консультації щодо законів і нормативних актів.

7. Викладач медсестринства:
Як в університетах, так і в школах медсестер, викладач медсестринства відіграє ключову роль у підготовці майбутніх поколінь медсестер.

8. Медсестра в управлінні та лідерстві:
Отримавши додаткову підготовку з менеджменту, медсестри можуть брати на себе керівні ролі в закладах охорони здоров'я, керуючи командами, бюджетами та проектами.

9. Комп'ютерна медсестра:
На перетині охорони здоров'я і технологій ця медсестра спеціалізується на інформаційних системах, пов'язаних з охороною здоров'я, допомагаючи налаштовувати і оптимізувати електронні медичні записи та інші технології.

Ці кар'єри часто вимагають додаткового навчання, спеціальних сертифікатів і поглибленого клінічного досвіду. Але вони дають медсестрам можливість мати ще більший вплив на здоров'я пацієнтів і систему охорони здоров'я в цілому.

Роль медичної сестри у профілактиці та кардіологічну освіту

Медичні сестри відіграють життєво важливу роль у догляді за пацієнтами із захворюваннями серця. Окрім безпосереднього догляду, їхня місія також охоплює профілактику та навчання пацієнтів. Такий підхід має на меті забезпечити пацієнтів знаннями та навичками, необхідними для управління здоров'ям серця, зниження пов'язаних з ним ризиків і поліпшення якості життя.

1. Навчання здоровому способу життя:
Медсестра підвищує обізнаність пацієнтів про фактори ризику серцево-судинних захворювань, які можна модифікувати, такі як куріння, сидячий спосіб життя та незбалансоване харчування. Вони дають практичні поради, як вести здоровий спосіб життя, заохочуючи до регулярної фізичної активності, збалансованого харчування та відмови від куріння.

2. Усвідомлення симптомів:
Медсестра навчає пацієнтів розпізнавати попереджувальні ознаки проблем із серцем, такі як біль у грудях, задишка або прискорене серцебиття. Це може призвести до раннього лікування та уникнути ускладнень.

3. Медикаментозне лікування:
Медична сестра пояснює роль, переваги та потенційні побічні ефекти кожного призначеного препарату. Вона наголошує на важливості дотримання рекомендацій для отримання максимальної користі від лікування та запобігання ускладненням.

4. Післяопераційне спостереження:
Після кардіохірургічного втручання медсестра навчає пацієнта догляду за раною, поступовому відновленню активності, моніторингу ознак інфекції або ускладнень, а також будь-яким корекціям у лікуванні.

5. Групи підтримки:
Деякі медсестри можуть організовувати або скеровувати пацієнтів до груп підтримки, де вони можуть обмінюватися досвідом, підтримувати один одного та вивчати нові стратегії управління своєю хворобою.

6. Вторинна профілактика:
Пацієнтам, які вже перенесли серцеву подію, медсестра наголошує на важливості вторинної профілактики, тобто запобігання рецидивам. Це передбачає регулярний медичний контроль, прийом призначених ліків та ведення здорового для серця способу життя.

7. Зв'язок з іншими медичними працівниками:
Медсестри працюють у співпраці з іншими фахівцями, такими як кардіологи, дієтологи, фізіотерапевти або психологи, щоб запропонувати цілісний догляд, адаптований до кожного пацієнта.

Медичні сестри відіграють центральну роль у серцевій профілактиці та освіті. Оскільки вони часто є першою контактною особою пацієнта, медсестри мають можливість позитивно впливати на його поведінку, заохочувати самостійність пацієнта в управлінні своєю хворобою і роблять значний внесок у профілактику серцево-судинних захворювань.

Розділ 22

ВИСНОВОК

ДВОРЯНСТВО МЕДСЕСТРИНСЬКОЇ ПРОФЕСІЇ В КАРДІОХІРУРГІЇ

Бути кардіохірургічною медсестрою означає стояти на межі між крихкістю людського життя і геніальністю сучасної медицини. Це означає прийняти покликання, яке поєднує науку, технології, співчуття та відданість справі. Ця професія, сповнена емоцій та відповідальності, є втіленням благородства у світі медицини.

1. Бережіть серце, символ життя:
Серце, центральний насос, який дає життя кожній частині нашого тіла, є священним органом у багатьох культурах. Захищати серце і піклуватися про нього - означає доторкнутися до самої суті життя. Медичні сестри в кардіохірургії беруть активну участь у цій місії з неперевершеною відданістю та майстерністю.

2. Знання, що поєднують технічний досвід і людяність:
Медсестри, які спеціалізуються в цій галузі, володіють широкими технічними знаннями. Але їхні технічні навички не можуть приховати людяність, яка лежить в основі їхньої практики. Кожен пацієнт унікальний, і медсестри застосовують безмежну емпатію, щоб зрозуміти, заспокоїти і підтримати його.

3. Мужність під тиском :
У кардіохірургії часто трапляються надзвичайні ситуації. У ці критичні моменти медсестри виявляють неабияку стійкість, зберігаючи спокій, ясність і точність, щоб забезпечити найкращі шанси на успіх.

4. Постійна турбота про благополуччя пацієнта:
За межами операційної медсестри відіграють вирішальну роль у відновленні та реабілітації пацієнта. Їхні зобов'язання не закінчуються після операції, а

продовжуються у спостереженні, навчанні та емоційній підтримці, що відображає непохитну рішучість допомогти кожному пацієнту повернутися до повноцінного і здорового життя.

5. Шаноблива співпраця:
Благородство професії також виражається в здатності медсестри працювати в гармонії з мультидисциплінарною командою. Взаємна повага, вміння слухати і ділитися знаннями необхідні для надання оптимального догляду.

6. Непохитна етика:
Зіткнувшись з етичними дилемами, викликами сучасної медицини, кардіохірургічна медсестра залишається охоронцем фундаментальних принципів професії: доброзичливості, справедливості, автономії і нешкідливості.

7. Постійна еволюція :
Кардіохірургія - це галузь, що постійно розвивається. Медсестри демонструють жагу до навчання, адаптуються до нових технологій та інноваційних методів, зберігаючи при цьому людський аспект догляду.

Кардіохірургічна медсестра - це не просто професія, це покликання, поклик служити, перевершувати себе, глибоко торкатися людських життів. Благородство цієї професії полягає не тільки в технічних навичках, але, перш за все, в безмірній пристрасті, відданості та любові до людей.

Продовжуємо розвиватися краще обслуговувати пацієнтів

Медичний світ, як живий організм, постійно змінюється. Сучасна медицина, з її технологічними досягненнями та відкриттями, докорінно відрізняється від тієї, що була кілька десятиліть тому. Зіткнувшись з цією нестримною динамікою, медичні працівники, і, зокрема, медичні сестри в кардіохірургії, несуть велику відповідальність: продовжувати розвиватися, щоб краще обслуговувати своїх пацієнтів.

Розвиток через безперервну освіту :
Навчання ніколи не припиняється для медсестер. Нові хірургічні методики, інноваційні ліки, найсучасніше обладнання... Все це вимагає регулярного навчання для забезпечення безпечного та ефективного втручання. Цей нескінченний пошук знань підживлюється глибоким бажанням забезпечити найкращий догляд за пацієнтами.

Адаптивність до технологій:
Цифрова епоха докорінно змінила ландшафт охорони здоров'я. Електронні картки пацієнтів, телемедицина, пристрої дистанційного моніторингу - це лише кілька прикладів того, як технології проникли в повсякденну практику. Сучасна медсестра використовує ці інструменти не як замінники, а як доповнення, що підвищують якість і точність догляду.

Активне слухання і спілкування:
Оскільки світ стає все більш шумним, мистецтво слухати стає дорогоцінним скарбом. Слухаючи своїх пацієнтів, медсестри можуть вловити нюанси і деталі, які можуть вислизнути від стандартного медичного обстеження. Таке активне слухання в поєднанні з ефективною комунікацією будує довірливі стосунки між пацієнтом і медсестрою.

Гуманізація догляду:
З припливом технологічних інновацій дуже важливо не випускати з уваги людський аспект лікування. Кожен пацієнт унікальний, з власною історією, надіями та страхами. Визнаючи і поважаючи цю індивідуальність, медсестри додають вимір емпатії і співчуття, необхідний для цілісного зцілення.

Міжпрофесійна співпраця:
Медичний світ взаємопов'язаний. Кардіохірургічні медсестри тісно співпрацюють з хірургами, кардіологами, анестезіологами та іншими фахівцями. Ця співпраця, заснована на взаємній повазі, гарантує, що пацієнт отримає всебічну допомогу.

Етична рефлексія:
Зіткнувшись зі складними медичними дилемами, медсестер часто закликають до етичної рефлексії, ставлячи благополуччя пацієнта в центр кожного рішення.

Постійний розвиток для кращого обслуговування пацієнтів - це не просто професійна необхідність, це моральний обов'язок. Це обіцянка, яку кожна медсестра дає не тільки своїм пацієнтам, але й собі: ніколи не припиняти вчитися, слухати і впроваджувати інновації заради загального благополуччя.

Заохочення та поради для майбутніх медсестер у польових умовах

Шлях, який ви вирішили обрати, є одним з найблагородніших і найкорисніших. Кардіохірургія - це найсучасніша галузь, яка вимагає не лише виняткових технічних навичок, а й глибокого почуття людяності. Як медичні сестри, ви будете гарантами якості догляду за пацієнтами від моменту, коли вони переступають поріг лікарні, і до їхнього повного одужання. Ось кілька слів підтримки та порад, які допоможуть вам на цьому шляху.

1. Повірте у свою місію:
Ви відіграєте важливу роль на шляху кожного пацієнта до одужання. Ваш внесок, хоча іноді його недооцінюють, є фундаментальним. Завжди

пам'ятайте, що ваша робота має глибокий вплив на життя людей, якими ви опікуєтеся.

2. Ніколи не припиняйте вчитися:
Медицина швидко розвивається, як і технології. Інвестуйте в безперервну освіту, щоб залишатися на передовій у своїй галузі та забезпечувати найкращий догляд за пацієнтами.

3. Розвивайте емпатію:
Технічні навички є важливими, але не менш важливим є вміння розуміти пацієнтів та встановлювати з ними емоційний зв'язок. Ваше співчуття та емпатія часто стають рятівним колом для пацієнтів у важкі часи.

4. Працювати разом:
Кардіохірургія - це командна робота. Навчіться тісно співпрацювати з хірургами, анестезіологами, дієтологами та іншими медичними працівниками. Разом ви зможете надати комплексну та цілісну допомогу.

5. Піклуйтеся про себе:
Робота в кардіохірургії може бути стресовою і виснажливою. Щоб піклуватися про інших, ви повинні спочатку подбати про себе. Знайдіть способи декомпресії, чи то через хобі, фізичні вправи або медитацію.

6. Шукайте підтримки:
Будь то наставники, колеги чи професійні групи підтримки, оточіть себе людьми, які можуть дати пораду, заспокоїти та запропонувати різні точки зору.

7. Не бійтеся невдач:
Ви будете робити помилки, як і всі інші. Головне - вчитися на цих помилках і використовувати їх як можливість для зростання.

8. Зберігати пристрасть:
Те, що привело вас у цю сферу в першу чергу, - це пристрасть допомагати іншим. Ніколи не забувайте про цю іскру, адже вона допоможе вам пройти навіть через найскладніші часи.

9. Пишайтеся:
Незалежно від того, з якими перешкодами ви стикаєтеся, знайте, що ви робите неймовірно важливу справу. Щодня у вас є можливість змінювати життя, і цим варто пишатися.

Медсестринство в кардіохірургії - це унікальне поєднання науки, мистецтва та людяності. Розвиваючи свої технічні навички та вміння спілкуватися з пацієнтами, ви зробите неоціненний внесок. Щасти вам і ласкаво просимо в цю чудову пригоду!

Словник медичних термінів

Глосарій медичних термінів дуже великий і може включати тисячі позицій. Нижче наведено неповний перелік деяких загальновживаних медичних термінів з короткими визначеннями:

Анемія: зменшення кількості еритроцитів або гемоглобіну в крові.

Біопсія: взяття зразка тканини для мікроскопічного дослідження.

Ціаноз: синювате забарвлення шкіри через нестачу кисню в крові.

Задишка: утруднене дихання або задишка.

Електрокардіограма (ЕКГ): запис електричної активності серця.

Фіброз: надмірне утворення фіброзної тканини, часто після запалення або травми.

Глікемія: концентрація глюкози в крові.

Гіпертонія: Високий кров'яний тиск.

Імунологія: вивчення імунної системи та її реакції на різні патогени.

Жовтяниця: пожовтіння шкіри та очей через підвищення рівня білірубіну в крові.

Кератин: білок, що міститься в шкірі, нігтях і волоссі.

Лейкоцити : Білі кров'яні тільця, що беруть участь у захисті організму від інфекцій.

Метаболізм: всі хімічні реакції, які відбуваються в організмі для підтримки життя.

Неоплазія: аномальний ріст клітин, який може призвести до пухлини.

Онкологія: вивчення та лікування пухлин.

Патоген: організм або агент, здатний викликати захворювання.

Квадрант Поділ анатомічної ділянки на чотири частини, часто використовується для опису локалізації болю в животі.

Ремісія: зменшення або зникнення ознак і симптомів хвороби.

Сироватка: рідка частина крові, яка залишається після згортання.

Тахікардія: прискорене серцебиття.

Виразка: відкрите ураження, зазвичай болюче, яке утворюється на шкірі або слизових оболонках.

Васкуляризація: постачання крові до тканини або органу.

Лейкоцити: білі кров'яні клітини.

Ксенотрансплантація: пересадка тканин або органів від іншого виду.

Йога: практика, що поєднує в собі пози, дихальні вправи та медитацію для зміцнення фізичного та психічного здоров'я.

Оперізуючий лишай: вірусне захворювання, що характеризується болючими шкірними висипаннями вздовж нерва.

Це обмежений вибір медичних термінів, а сфера медицини настільки широка, що охопити їх усі тут було б неможливо. Якщо ви шукаєте конкретні терміни або більше інформації на певну тему, будь ласка, дайте нам знати!

www.ingramcontent.com/pod-product-compliance
Lightning Source LLC
Chambersburg PA
CBHW050058230526
45470CB00004B/1584